暖女人
不生病

秦丽娜·主编

电子工业出版社
Publishing House of Electronics Industry
北京·BEIJING

未经许可,不得以任何方式复制或抄袭本书之部分或全部内容。
版权所有,侵权必究。

图书在版编目(CIP)数据

暖女人不生病 / 秦丽娜主编 . -- 北京:电子工业出版社,2017.6
ISBN 978-7-121-30258-9

Ⅰ. ①暖… Ⅱ. ①秦… Ⅲ. ①女性-保健-基本知识②妊娠期-妇幼保健-基本知识 Ⅳ. ① R173 ② R715.3

中国版本图书馆 CIP 数据核字 (2016) 第 263966 号

策划编辑:徐　艳
责任编辑:郝喜娟
特约编辑:童之琦
印　　刷:北京顺诚彩色印刷有限公司
装　　订:北京顺诚彩色印刷有限公司
开　　本:720×1000　1/16　印张:12.75　字数:300千字
版　　次:2017年6月第1版
印　　次:2017年6月第1次印刷
定　　价:49.80元

凡所购买电子工业出版社图书有缺损问题,请向购买书店调换。若书店售缺,请与本社发行部联系,联系及邮购电话:(010)88254888,88258888。
质量投诉请发邮件至 zlts@phei.com.cn,盗版侵权举报请发邮件到 dbqq@phei.com.cn。
本书咨询联系方式:xuyan1@phei.com.cn。

前言

从什么时候开始，我国女性的体质越来越寒了呢？轻则天气转凉就瑟瑟发抖，稍微吃点凉东西就腹泻；重则痛经、便秘，年纪轻轻就颈椎病、腰椎病缠身。我需要做点什么，来呼吁女性朋友重视"温度"，重视"温暖"，于是便有了本书的出版。

健康人是温暖的，那是体内的阳气维持着生命，阳气逐渐衰弱的过程，其实就是生病的过程。对于女性而言，体内阳气充沛，则气血运行通畅、面色红润、神志清晰、身心健康；体内阳气匮乏，则体温下降、气血瘀滞、畏寒怕冷、面色枯黄无泽、神志萎靡、百病丛生。可以说，暖是女人健康之泉。

本书的宗旨就是告诉女人要暖养，暖女人不生病。怎么保养？首先是内治，即通过食物和中药的调理，驱走体内的虚寒，暖从食中求；再是外治，即通过中医艾灸按摩、拔罐、刮痧等方法，改善体内的血液循环，暖从体内生；然后就是注意一些生活细节，比如给自己备一条丝巾、长衫，给常待在空调室的自己多一分温暖；还有就是养成运动习惯。

暖养的办法有很多，贵在坚持。衷心希望女性朋友看到这本书后，做一个暖暖的美人儿。身体暖了，健康、美丽、好孕自然就来了。

最后，我想在这里感谢下列参编人员：张海媛、赵红瑾、范永坤、毛燕飞、韦杨丽、寿婕、邱丽丽、孙灵超、张志军、曾剑如、陈涤、李玉兰、杨丽娜、杨志强、张伟、黄辉、黄建朝、黄艳素、贾守琳、李红梅、逄莹、王永新、吴强、张羿、姜朋、常丽娟、祝辉、王雪玲、张天佐、张海斌、史颖超、黄建猛、王洪侠、张国瑞。因为有了大家的努力，本书才如此精彩！

秦丽娜
2016年冬

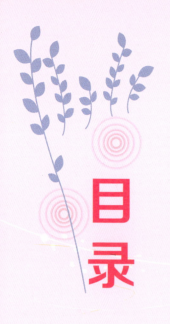

目录

Part 1
十女九寒，百病丛生 / 11

寒是百病源，十女有九寒 / 12
自我测试：你是体寒的女人么 / 12
你有这些寒凉的症状吗 / 13
体寒就是阳气不足，是健康的祸根 / 14
体温上升1℃，免疫力增加30% / 15
寒气"藏"在人体何处 / 17

寒气侵入身体的7大关键部位 / 18
关键部位1 口鼻 / 18
关键部位2 头部 / 18
关键部位3 腰部 / 19
关键部位4 肩颈部 / 19
关键部位5 肚脐 / 19
关键部位6 脚底 / 19
关键部位7 毛孔 / 19

女人比男人易受寒 / 20

女性属阴，更容易阳气不足 / 20
女性易缺铁，寒冷耐受力低 / 20
女性新陈代谢慢，血液循环慢 / 20
女性肌肉少，产生的热量少 / 21

现代人比古代人寒 / 22

意识不到的"寒"，已经蚕食了身体 / 23

吃出凉寒：寒性食物侵袭内脏 / 23
穿出外寒：不当的衣着是寒气入侵的直接原因 / 23
熬出内寒：熬夜耗气血引寒气入侵 / 23
懒出寒来：久坐不动则寒气自生 / 24
自"作"自寒：错误的生活方式让寒气找上你 / 25
引发体寒的不良小习惯 / 25

女人体寒，危害多多 / 26

体寒引发的各种病症 / 26
体寒对女性的特有伤害 / 27
体寒是病痛的罪魁祸首 / 27

Part 2

不做"冷冻女"：美丽暖中求 / 29

脸上有斑是缺暖，养血活血可祛斑 / 30
面色"难看"，暖起来变好看 / 31
皮肤松弛是脾虚，最需保暖健脾 / 32
头发无光泽，最应暖养肝脾肾 / 34
你并非胖，而是有些水肿 / 35
喝水也长肉，脾胃虚寒所致 / 36
"游泳圈"是脾虚的表征，摘掉它要健脾暖体 / 38
黑眼圈大多是"冻出来"的 / 39
保暖体不寒，更年期不提前 / 40

Part 3

这些病症，都少不了"寒" / 41

亚健康 / 42

干什么都累，脾胃虚寒 / 42
饭后困得很，脾虚惹的祸 / 43
失眠，体温高才有好睡眠 / 44
皮肉经常酸疼，体质寒凉是诱因 / 46
关节常痛，多半肾阳不足 / 48
吃饭不香，寒让肠胃不活动 / 49
营养不良或营养过剩都会生寒 / 50
频频如厕，体寒致身体不易吸收水分 / 52
脾气急躁，寒伤阳气升阴虚 / 53
抑郁心情差，寒入心 / 54
宅家不出门，阳气不足没活力 / 55

盗汗、自汗，体寒导致虚火内生 / 56

女人特有病 / 58

痛经，寒是最大肇事者 / 58
月经不调，寒瘀让经血不畅 / 60
难受孕，考虑宫寒原因 / 62
乳腺增生，体寒导致瘀滞 / 64
尿失禁，小心亏虚所致的子宫脱垂 / 65
盆腔炎急来缓去，注意房事除湿邪 / 66
宫颈糜烂，没有想象中可怕 / 67
阴道炎，被湿邪击中的带下病 / 68

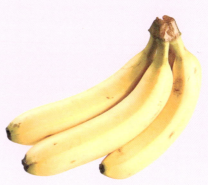

暖养，与小病小痛说拜拜 / 70

腰椎疼痛，受寒损肾阳 / 70
颈椎病，久坐不动加受寒 / 72
肩周炎由寒湿致，最应除湿散寒 / 75
风湿性关节炎，关节部位变冷了 / 78
感冒不用慌，祛寒可以防 / 80
咳嗽痰多，多是寒气阻碍水液运行 / 83
反复腹泻，脾胃受寒是诱因 / 86
便秘，身体太凉，排便不畅 / 88
过敏打喷嚏，是身体排寒的自然反应 / 91
贫血，脾胃虚寒是病因 / 92
胃胀、恶心、呕吐，原来都是寒气在作祟 / 94
慢性支气管炎，冬病夏治易除根 / 95
慢性咽炎，身体欠暖 / 98
肺炎，寒邪入体先犯肺 / 100
冠心病，寒冷时节是高发期 / 102
中风，血管受寒是诱因 / 105
糖尿病，低体温有碍糖分充分燃烧 / 108

Part 4

保暖祛寒，刻不容缓 / 109

关注细节，有心就能暖 / 110

护好身体六处，百寒不侵 / 110

冬贪热夏贪凉，寒湿难除 / 114

穿衣不能少，美暖要兼顾 / 117

稍微出个门，你是不是穿少了 / 119

你习惯早晨洗澡吗 / 120

你的湿发是自然风干么 / 121

穿衣保暖原则 / 123

早餐不吃或吃不好，体温也会降低 / 126

吃饭大汗淋淋要防受寒 / 128

少喝咖啡，多喝花草茶 / 128

夏天最忌贪凉食 / 130

你的被褥是不是有点潮 / 132

夏季地铁、公交空调凉，不要不在意 / 133

休闲放松，这么做最暖身 / 134

泡澡要比冲澡好 / 134

阳光是个宝，晒晒全身好 / 135

论泡脚的重要性 / 136

寒湿酸痛，热敷止痛效果好 / 137

桑拿和汗蒸，排寒又通络 / 138

睡前勤梳头，暖体睡得香 / 138

动动身体，气血旺了就能暖 / 140

清晨拍拍手踢踢腿，祛除寒气阳气来 / 140

快步走，活力自然有 / 144

适合在办公室做的微运动 / 146

下班回到家，做下蹲和踮脚运动 / 154
活动手脚暖脾胃 / 156

Part 5
老祖宗留下的传家宝，祛寒很见效 / 159

艾灸暖经脉，是最佳的补阳方 / 160
艾灸暖体的理论基础 / 160
艾灸的常见方法 / 161
经典艾灸暖体方 / 165

刮痧通经络，阳气通达百病消 / 168
刮痧暖体的理论基础 / 168
刮痧的常见方法 / 169
经典刮痧暖体方 / 173

拔罐除寒湿，体暖又身轻 / 175
拔罐暖体的理论基础 / 175
拔罐的常见方法 / 176
经典拔罐暖体方 / 179

足浴暖体，家庭轻松DIY / 180
足浴暖体的理论基础 / 180
足浴的常见方法 / 181
经典足浴暖体方 / 183

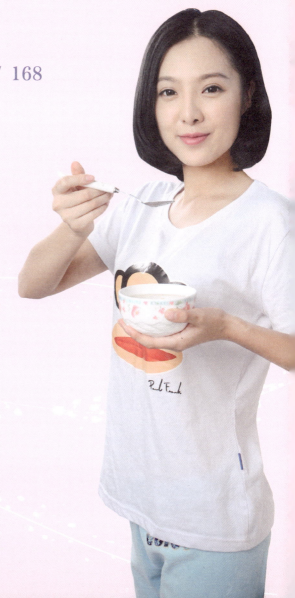

Part 6

四季饮食吃对口，让身体暖起来 / 185

认清食物的寒热 / 186

食有五性，寒凉温热平各不同 / 186

一学就会，食物寒热巧分辨 / 187

体寒饮食调养法则 / 188

寒性体质必不可少的暖体营养素 / 188

体寒的饮食调养法则 / 188

春季需升阳，温润祛寒是关键 / 190

辛味食物助春阳 / 190

多甜少酸防肝旺 / 192

萝卜理气又助阳 / 193

夏季护阳养脾气，化湿需健脾 / 194

夏季水湿多，饮食养生宜健脾利湿 / 194

寒凉之食伤脾胃，莲藕南瓜保平安 / 196

省苦增辛养肺气 / 197

秋季润脾肺，抵御寒邪 / 198

养阴润肺防秋燥 / 199

少辛多酸，合理进补 / 200

养血补中气 / 201

冬季温阳又散寒 / 202

冬季应温阳养肾 / 202

温食忌冷硬才能安然过冬 / 203

增苦少咸，养心阳 / 204

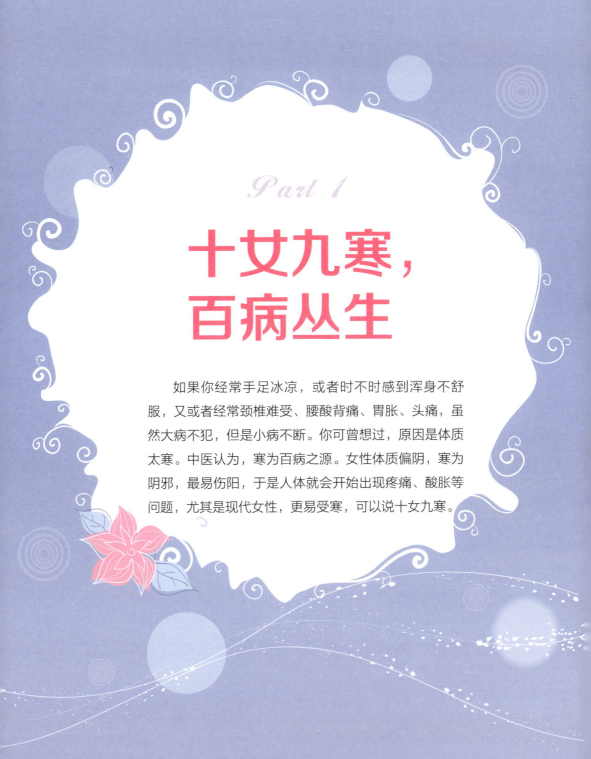

Part 1

十女九寒，百病丛生

如果你经常手足冰凉，或者时不时感到浑身不舒服，又或者经常颈椎难受、腰酸背痛、胃胀、头痛，虽然大病不犯，但是小病不断。你可曾想过，原因是体质太寒。中医认为，寒为百病之源。女性体质偏阴，寒为阴邪，最易伤阳，于是人体就会开始出现疼痛、酸胀等问题，尤其是现代女性，更易受寒，可以说十女九寒。

寒是百病源，十女有九寒

现代女性的发病率为什么屡屡攀高？就拿最简单的怀孕来说，为什么不孕率逐年攀升？这到底是为什么？可能因为环境污染日益严重，食品"太不安全"，也可能因为现代女性要承担太大的生活压力……是的，这些都是很重要的外在因素。但根据我多年从事中医行业的经验来看，现代女人生病的内在根源是"体寒"，寒是百病之源。

中医将女性归为阴，也就是说女性体质比男性偏阴、偏寒，因此常言有云"十女九寒"。女性的很多疾病，都可以从体寒上找到原因，比如水肿、肠胃不适、关节疼痛、月经不调、鼻炎等，就连上文提到的不孕也可归罪于此。"痛则不通"，疼痛说明体内循环不畅通，有瘀堵，这与寒气很难脱开关系。换句话说就是：寒凉很大程度上是引发诸多疾病的罪魁祸首。

那么，你是"寒女人"吗？做一个简单的自我测试吧！

❋ 自我测试：你是体寒的女人么

检测题目类别	自我判断（在下面选项中画√）	
1.体质虚弱，容易疲劳	是○	否○
2.手脚冰凉，喜欢喝热饮，吃热食	是○	否○
3.脸色苍白或发青发暗，唇色淡，怕冷，怕吹风	是○	否○
4.常常腹痛、腹泻，小便颜色淡	是○	否○
5.月经易推后，有血块，易痛经	是○	否○
6.夜尿多	是○	否○
7.下肢容易酸麻无力，脚踝浮肿，懒得活动	是○	否○
8.四肢关节疼痛、颈肩酸痛、肩周炎、腰酸背痛	是○	否○

（续表）

检测题目类别	自我判断 （在下面选项中画√）
9.夏季也畏寒，怕吹空调、吹电扇	是○　否○

检测结果评估：以上9个选项中，符合2项者，疑似体寒者；符合3~4项者，基本可以确认为体寒者；符合5项以上者，那你就是严重体寒者。

❀ 你有这些寒凉的症状吗

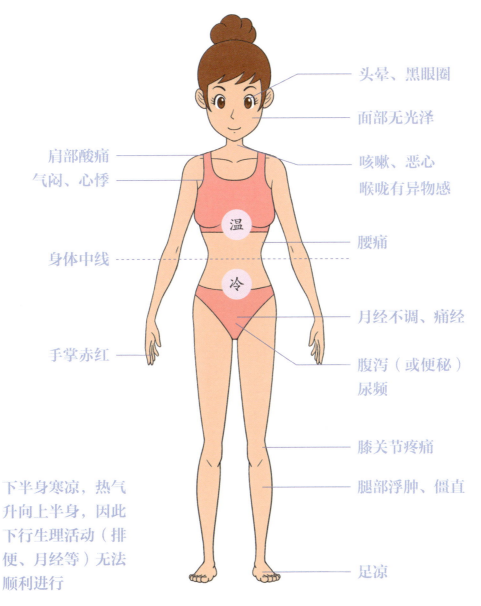

- 头晕、黑眼圈
- 面部无光泽
- 咳嗽、恶心
- 喉咙有异物感
- 腰痛
- 月经不调、痛经
- 腹泻（或便秘）
- 尿频
- 膝关节疼痛
- 腿部浮肿、僵直
- 足凉

- 肩部酸痛
- 气闷、心悸
- 身体中线
- 手掌赤红
- 下半身寒凉，热气升向上半身，因此下行生理活动（排便、月经等）无法顺利进行

❋ 体寒就是阳气不足,是健康的祸根

中医理论一直强调体寒的本质是体内阳气不足。阳气,是生命的本源;寒气,损害人的生命之本。

寒气,是一种阴邪,最容易损害人的阳气。阳气,是人体生命的根本。阳气充盈,人体健康无忧;阳气逐渐虚弱,人就会慢慢生病。体寒,就是阳气不足,阴寒积聚,是影响生命根本的祸源。

阳气不足,就容易畏寒肢冷

何谓阳气?《黄帝内经》中的解释最为接地气儿:"阳气者,若天与日,失其所,则折寿而不彰,故天运当以日光明,是故阳因而上,卫外者也。……因于寒,欲如运枢,起居如惊,神气乃浮。"

我们可以通俗地理解为:人体的阳气,就好比自然界中的太阳一样重要,万物生长,皆靠太阳,人体亦然。人体的一切生命运动都需要阳气的辅助。如果人体受到寒邪侵袭,扰乱了阳气,精气神就开始虚浮无力,体内就会感到"温煦"不足,手脚就会冰凉。最直观的感受就是怕冷、怕风、打寒战。而机体内在的反应就是维系生命活动的动力不足,各项生理代谢功能开始减退或下降,表现为消化不良、低血糖、甲状腺机能减退等。这就是中医里讲的"阳气虚",通俗讲就是体寒。

人体不同阶段先天之阳的盛衰情况

年龄段	先天之阳	表征
幼儿期	最为充盈	双目明亮、有神、活泛、好动
青年期	阳气充沛	身体健康、精力充沛
中年期	由盛转衰	身体亚健康、各种慢性病发作
老年期	阳气衰败	四肢发凉、行动缓慢僵直

通过这个图表，我们可以看到，先天之阳在幼儿时期最为充盈，因此老人常说"幼儿阳气旺"。阳主动，阴主静，因此幼儿双目明亮有神，活泼好动，这就是阳气足的体现。到了青年时期，体内的先天之阳如日中天，燃得正旺；若脾胃也发育良好，从食物中汲取的后天之阳也会非常充盈，所以体内阳气充沛，身体健康充满活力。到了中年，身体的阳气由盛转衰，如果不爱惜自己的身体，阳气衰退得会更快。一些慢性病或女性特有疾病容易从中年开始，就是阳气失去保卫作用之故。到了老年，阳气进一步衰败，因此老年人更容易生病，到了冬天就四肢发凉，穿多厚的衣物或盖多厚的棉被也无济于事。这是因为此时的阳气已经所剩无几了。

所以，阳气是人生命的根本，对女人来说更是。要知道保护了自身的阳气，就等于买了一份健康保险，能远离病痛。维护生命、治病养生的过程，无论用什么办法，归根结底都是升阳护阳、温暖全身、令身体生机勃勃的过程。

❀ 体温上升1℃，免疫力增加30%

来我门诊看病的女性患者，我通常让她们测量体温。"秦医生，我不发烧，不用量体温。"这是不少女性患者的第一反应。为什么量体温一定是因为发烧呢？我只是想看看她们是不是体温偏低、是不是存在免疫力低下的问题。

体温的正常标准值是在36.5~37.1℃之间。人体的体温在这个范围内，免疫力最强，身心最健康。

什么是免疫力呢？临床医学的定义是"人体自身的防御机制，是人体识别和消灭外来侵入的任何异物（包括病毒、细菌等），处理衰老、损伤、死亡等自身细胞以及识别和处理体内突变细胞和病毒感染细胞的能力"。简单讲，免疫力就是我们身体抵抗疾病，保持身体不生病的能力。

有些女性朋友小病不断，缠绵不愈，就是免疫力低下的表现，她们的体温普遍较低。著名的日本医学博士石原结实在他的著作《36.5℃决定健康》中提到："体温上升1℃（正常体温范围内的上升，编者注），白细胞的活动即免疫力就会提高30%；相反，体温降低，免疫力就会下降。"

看看我们身边的女性朋友，由于过度节食、穿着不当、压力过大等各种原因，体温都在35~36℃之间。这种"低体温状态"是高血压、高脂血症、糖尿病、肥胖、更年期障碍、抑郁症等众多疾病的重要诱因。

所以不难得出结论，女人想持久美丽与健康，"暖"是不二法则。

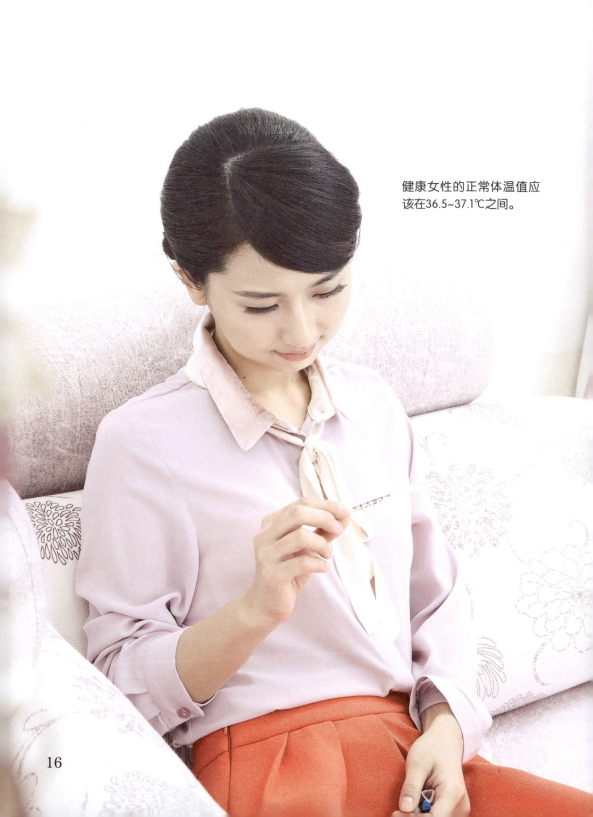

健康女性的正常体温值应该在36.5~37.1℃之间。

❇ 寒气"藏"在人体何处

中医看病时,讲究把脉观舌,其实重要一项就是观察人体五脏六腑的阳气盛衰情况。中医常说"寒邪入体",那么,这个寒邪究竟入侵或"藏"在人体的哪些部位呢?

首先,人体正面所受到的寒气会积存在上半身的肺经及其经络分支。"肺开窍于鼻,外合皮毛"。因此人体正面受寒时,肺部首当其冲,咳嗽、哮喘等肺部虚弱之症大都是肺受寒引起的。

其次,人体侧面所受到的寒气会积存在胆经中,有时会在大腿外侧形成一条条的横纹,由于寒会阻碍经络的流通,腿部产生的垃圾排出困难,大腿外侧就会显得特别胖或水肿。

再次,人体背后所受到的寒气会直接积存在膀胱经中。长期堆积后会在背后形成一层厚厚的脂肪,我们可以推测背部脂肪多者多半膀胱经受寒。

此外,食物中的寒气积存在胃经中,所以当我们遭遇胃寒、胃疼时,不妨用手摸摸胃部,可以直接感觉到胃部的温度特别低。下腹部受凉的寒气则会积存在子宫。

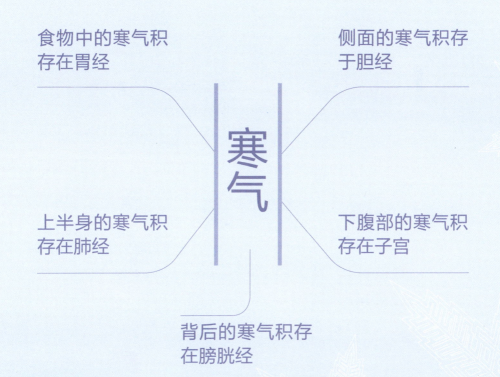

寒气侵入身体的7大关键部位

寒气并不可怕,只要弄清楚它的来龙去脉,就可以有效预防、治疗。换句话讲,就是"敌人从哪里来,我们就从哪里将它驱逐出去"。寒气最喜欢从人体哪些部位入侵呢?知道这些知识,我们就可以做到未病先防,有的放矢,也遵循"上医治未病"之医理。

关键部位 1 口鼻

"病从口入"是至理名言。口是饮食进入的第一关,寒凉的食物、冰冷的饮料都是通过口把寒气带入胃部。鼻是联通人体内外的通道,寒气可以随呼吸侵入肺部。恶心、呕吐、咳嗽、吐痰、鼻塞、打喷嚏等,都是口鼻受寒的表现。流行性感冒等传染病流行时,可以戴上口罩,防止寒气侵入。

关键部位 2 头部

头部为"诸阳之会",是人体阳气最为旺盛的部位。因此当人体感受寒邪之气时,头部首当其冲,最明显的是产生头痛、头晕、头部沉重的症状。因此,建议在寒冷的冬季,做好头部的保暖工作。若头部长期受到寒气入侵,不仅易感冒发烧,还会引起鼻窦炎、偏头疼、顽固性头痛等病症。

关键部位 3 腰部

腰部受寒，日久渐积，可以引起腰椎间盘突出、腰肌劳损以及慢性腰腿痛。这是由于人体腰背部有膀胱经和督脉循行，是容易感受寒气的部位。预防腰背部受寒除了保暖、避免空调冷气直吹外，中医一般采用刮痧、推拿、拔罐来祛除背部寒气。

关键部位 4 肩颈部

颈肩部受寒的直接后果就是引起肩颈酸痛、肩周炎、颈椎病、头晕头痛等。寒气入侵颈肩时一般是从大椎穴进入。平时，活动活动颈椎，用温热的手心或热毛巾捂一会儿大椎穴，大有裨益。

关键部位 5 肚脐

肚脐，也是神阙穴，是寒气容易侵入的门户。夜间腹部受凉，寒气就会从肚脐进入，引起腹痛、腹泻。对于女性来讲，从神阙穴（即肚脐）进入的寒湿气还容易存积在盆腔中。盆腔中的寒湿气过重时，就容易引发痛经、月经不畅、妇科炎症、子宫肌瘤、宫寒不孕等各种妇科疾病。因此，女性一定要保护好小腹不要受凉。

关键部位 6 脚底

"百病从寒起，寒从脚下生"，距离人体心脏最远的足部温度较低，尤其是脚底的涌泉穴，更是容易受风寒的地方。足部的寒气还容易往上流动，从而引起膝关节酸痛、风湿关节炎等病症。因此，一定要做好足部的保暖。预防寒从足起，除了及时更换潮湿的鞋袜，还要经常按摩足底、热水泡足，将寒气从足底排散出去。

关键部位 7 毛孔

全身的毛孔张开时，若不注意保护，寒邪便会乘虚而入。剧烈活动后大汗淋漓的人，如果遭遇暴雨、空调冷风，最容易得病甚至得重病。及时喝生姜红糖水，将寒气从毛孔排出，可以防止这些疾病的发生。

女人比男人易受寒

相对于男人来讲，女人更容易怕冷，"十女九寒"绝对不是危言耸听，这与女性特殊的生理特征和一些生活习惯大有关联。

❋ 女性属阴，更容易阳气不足

阴阳平衡是人健康的标志，平衡被破坏就要生病。就体质来讲：男主阳，好动，阳刚，阳盛则热，因此男性容易出现烦热、口渴、面赤等阳邪所致的病症；女主阴，好静，阴柔，阴盛则寒，因此女性容易出现腹痛、泄泻、舌淡苔白等阳气虚弱而体寒肢冷的现象。

因此，女性更要多加运动，以生阳气。

❋ 女性易缺铁，寒冷耐受力低

女性由于经历月经、怀孕、生育等特殊的生理过程，容易失去很多血液，铁元素的损失比较多，这也是大多数女性容易缺铁性贫血的重要原因。其实缺铁不光会引起贫血，美国营养学家的一项试验还表明：铁元素含量不足，人体对寒冷的耐受力会降低。这也是女性比男性怕冷的重要原因之一。

建议女性平时多吃富含铁元素的食材，比如动物肝脏、菠菜、黑木耳、苹果等。

❋ 女性新陈代谢慢，血液循环慢

新陈代谢是指人体与外界环境之间的物质和能量交换，以及体内物质和能量的自我更新过程。人体内的物质交换是通过血液循环来进行的。但女性的新陈代谢比男性慢，就不如男性能及时将机体中的废物和垃圾排出，而且产生的热量、能量也少。另外，血液循环缓慢，将营养物质顺利送到机体各个部分的速度就慢，尤其是末梢部位（比如手、脚等），因此女性更容易手足冰凉。

促进新陈代谢最有效的方法还是运动锻炼,我在第4章会详细谈到。

❋ 女性肌肉少,产生的热量少

肌肉组织占人体体重的35%~40%,但它可以制造人体85%左右的热量。肌肉伸缩时释放的热量足以保持人体正常体温,在运动状态下,肌肉产生的热量更大。运动的过程就是锻炼肌肉的过程,因此经常健身的人肌肉量增多,身体的御寒能力大大提高,身体自然就温暖,很少怕冷。

相对于男性,大多数女性的肌肉量少很多,而且不是健身运动、体育运动的爱好者,所以肌肉产生的热量自然就比较少。因此女性更容易发生全身或局部血液循环不良的情况,导致全身发冷,特别是手、脚等末梢部位更觉得冷。

缓解手足冰凉最简单有效的方法还是锻炼。不用去室外或健身房进行大幅度的运动,在家或办公室简单的捏手指或踮脚尖站立就可以有效缓解哟!

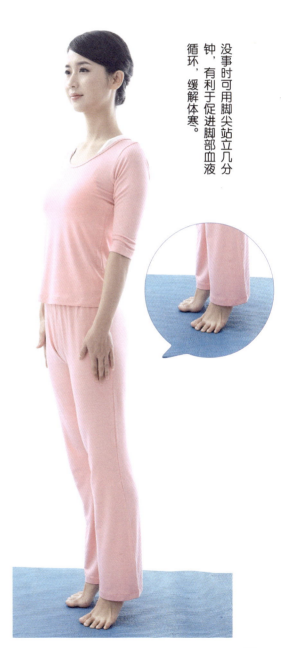

没事时可用脚尖站立几分钟,有利于促进脚部血液循环,缓解体寒。

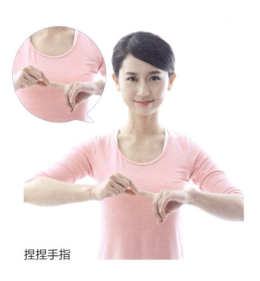

捏捏手指

现代人比古代人寒

相对于古人来讲，现在的物质条件虽然提高很多，但现代人却更容易有体寒症，这不仅和衣食住行方面有关系，还和今人的压力、情绪等密切相关。

古代人		现代人
衣 严格根据四季变换穿衣，即便夏季也极少裸露肌肤，更从不露脚，避免寒从足起		**衣** 不少女性为了漂亮，在数九寒冬光腿穿薄袜，将腿部暴露在寒冷的空气中，更不用提光脚穿凉鞋、高跟鞋了
食 以五谷为主食，多是热的熟食，少量进食水果，温养身体		**食** 爱喝瓶装水，夏季喝冷饮、吃生冷水果等。饮食偏凉，身体需要消耗一定的热能来"暖热"食物和饮水，体温就会下降，身体就会寒冷
住 古人没有暖气空调，房屋布置多设屏风，蜿蜒曲折，避免穿堂风受凉		**住** 冬有暖气夏有空调，室内外温差较大。尤其是夏季，很多建筑采用中央空调，温度保持在22℃左右，低于人体正常体温
行 古代劳动者出行多步行，运动可生热；官员及其家属出行多坐马车，车内多备有毯子、手炉、热茶等，避免女性家眷受寒		**行** 交通工具的便利，让人们出门进电梯，下楼坐汽车，进办公室就坐，几乎没有运动的空间。缺乏运动，机体体温就会下降，寒气自生
情 由于经济条件受限，古人勉强温饱就知足常乐，情绪舒畅		**情** 现代人的精神压力大，思虑过多，很伤阳气。终日处于忧伤、焦虑、压抑等负面情绪中，体温就会下降，就像蜡烛一样，生命不断被暗耗

意识不到的"寒",已经蚕食了身体

"寒"非常钟爱女性朋友,也许你不认为自己是"冷冻人",但在你意想不到的地方和时间,寒气已经开始蚕食你的身体。

❀ 吃出凉寒:寒性食物侵袭内脏

一到夏天,雪糕、冷饮成为不少女人的最爱,更有甚者早上起来也是一大杯凉水,水果也是从冰箱里拿出来就吃。就这样吃着吃着,内寒就吃出来了。

❀ 穿出外寒:不当的衣着是寒气入侵的直接原因

穿着暴露:短裤、露脐装等可以展现女性的好身材,但也会使体内热量不断丧失。若是在空调屋里,寒气透过裸露的肌肤侵入机体,女性特有的脏器——子宫就会受到寒气的威胁。

紧身服装:穿紧身的衣服,会造成血液循环不畅,特别是很多女性把骨盆的周围(下半身)勒得过紧,这里是女性最容易堆积寒气的地方。

❀ 熬出内寒:熬夜耗气血引寒气入侵

习惯熬夜的女性朋友可能会发现,自己很容易感到劳累,头晕晕的,有些思维不清。这是因为熬夜耗气血,气血供应不足所致。

人体很聪明,它懂得劳逸结合。古人早就用经验告诉我们"日出而作,日落而息"。我们现在却常常背其道而行,赖床者、"夜猫族"……时间规律的紊乱,导致神经系统和内分泌系统的紊乱,病症杂出。

《素问·五脏生成》中云:"故人卧血归于肝。"意思是说凌晨1~3点是肝经最旺的时刻,人需要静卧(深度睡眠)才能让肝经更好地工作,否则气血耗损亏虚,寒气就会趁虚而入。

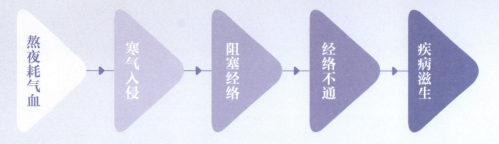

❀ 懒出寒来：久坐不动则寒气自生

  "能坐不动"已经成为现代人最明显的标签之一，在家坐沙发，出门坐车，上班坐办公椅……久坐不动不仅影响人体的气血运行，还会影响我们的脾胃、颈部、脑神经等各方面的健康。中医认为："动则生阳"。是说运动可以产生阳气，阳气盛则人体暖。静则阳衰，久坐伤气，正气伤则寒气来。

  生命在于运动，只有常运动，气血才会不瘀不堵。久坐不动者阳气少，新陈代谢低，不仅寒气自生，而且还容易诱发诸多疾病。建议大家每隔1~2小时从座位上站起来，活动一下，来维持身体各部正常的生理功能，并产生足够的能量以避免寒邪的侵犯。

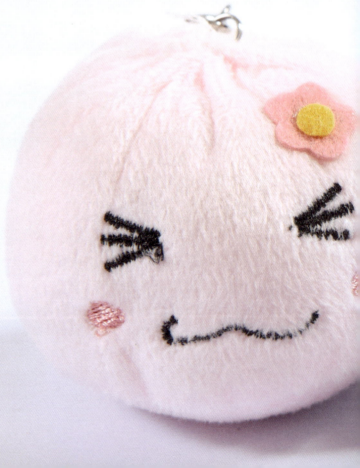

❋ 自"作"自寒：错误的生活方式让寒气找上你

久待空调屋：科技的不断发展让空调无处不在，更可怕的是，我们已离不开空调了。这样低体温化就持续进行，导致体寒的增加。

淋浴为主：现代女性最典型的沐浴方式不是泡热水澡，而是淋浴，5~10分钟搞定，甚至时间更短。身体未曾完全变暖而体温却随水分蒸发而降低，反而更容易受寒。泡澡，或者在热气腾腾的浴室多待几分钟，都是暖体的好选择。

节食减肥：以瘦为美的今天，越来越多的女性把减肥当做"终身任务"，节食是最常用的方法。然而，节食会减少从食物中摄取的热量，特别是在寒冷的冬季，身体每天至少需要多摄取100千卡的热量。过度节食会导致新陈代谢变慢，热量减少，体温下降，更易手足冰凉。

❋ 引发体寒的不良小习惯

脚上不穿袜子，常露脚脖子，洗完头吹凉风，运动后湿衣不换……做这些事时或许你并没有感觉到寒，但其实已经受到寒气侵害了。人体如同蜡烛，若没有补充阳气，寒气就会不断蚕食蜡烛，造成过多消耗，阳寿缩短。

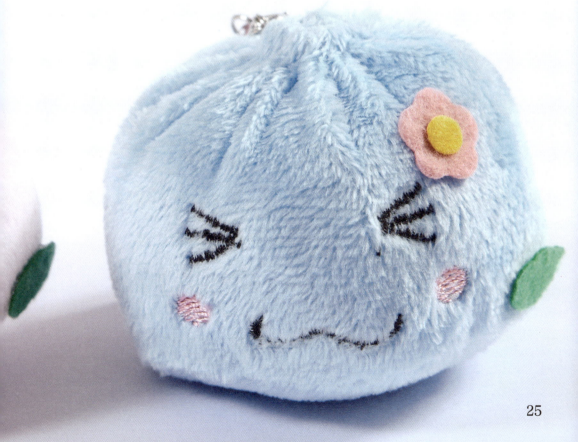

女人体寒，危害多多

❀ **体寒引发的各种病症**

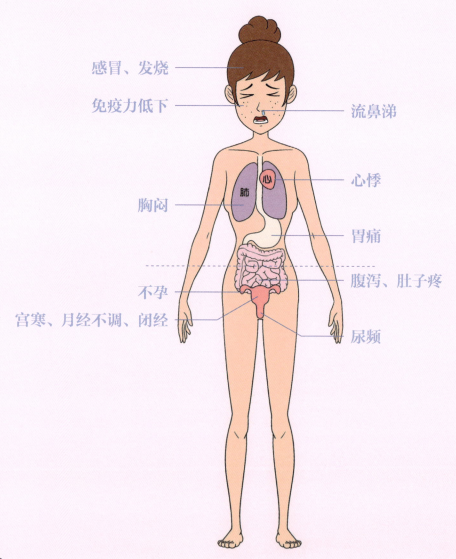

❋ 体寒对女性的特有伤害

寒是美丽、年轻的最大杀手

你是不是觉得自己头发枯黄,面容蜡黄,爱起痘痘、雀斑,身材太胖?这一切的一切,也许只是体寒惹的祸。鉴于女性朋友对于这些问题的关注度很高,后文第2章将有细述。

体寒是不孕的大敌

常言道:"十女六宫寒"。这句话也许有点危言耸听,但是女性多宫寒,而宫寒是女性怀孕的大敌。

体寒与月经的关系

月经正常,是女性顺利怀孕的先决条件。然而,不少女性朋友都存在月经延后、经量少、痛经等问题。这些问题说到底,其实是体质偏寒所导致。过多的寒气瘀积在体内,反映在女性特殊的生理特征——月经时,就会出现月经延后、经量少等月经不调的情况,甚至还会有结块,这就是寒气导致血块凝结的后果。痛经更是与寒气密不可分。回想一下,痛经时喝点热水或在肚子上放一个热水袋,是不是好很多?

子宫寒冷,受精卵不易着床

再说宫寒。女性的子宫本来是温暖的,是受精卵顺利着床、安全成长的沃土。如果子宫受凉,子宫内的血液循环就会不通畅,营养不能很好地提供,这样"贫瘠"的土地,受精卵怎么顺利"着陆"?即便强大的受精卵着床了,由于血流不畅,也会影响母体和胎儿之间的营养供给,甚至有流产的危险。

❋ 体寒是病痛的罪魁祸首

寒气阻碍身体排毒

平时,我们会出现一些小病,感冒、发烧、流鼻涕,胃痛、腹泻、肚子疼等。其实生病本身不单纯是体质弱、免疫力低下的表征,它可能还是一种良性现象,比如排毒。随着工业化进程的加快,大气污染、食品污染、噪音污染等也愈演愈烈,我们的身体每天都在被动或主动地吸收一些毒素。聪明的人体会把毒素排出到五脏六腑之外,疾病由此产生。

比如,当我们的消化系统产生毒素时,就会出现肠胃炎,最典型的表现就是腹痛、腹泻,甚至上吐下泻。这种情况西医一般建议服用氟哌酸,可以较快速地缓解症状。其实这种腹泻也是排毒的过程,此时应因势利导,多喝热水,帮助肠道尽快排完毒素。

再比如,感冒打喷嚏、咳嗽,呼出的气体或流出的鼻水都呈低温状态。这说明感冒也在排毒,排寒气。

但寒气还阻碍身体排毒。身体必须养足了气血,才能储备足够能量对抗寒气的侵害,否则寒气会阻碍气血的流通,从而影响机体的排毒。毒素内积,久而久之会殃及五脏六腑,就会生大病,为健康造成重大隐患。

寒气下行，"寒阴"积瘀下半身

健康成年人下半身活动量较大，血液循环好，身体一直保持着"头寒足热"的健康状态。但现代的女性一般缺乏运动，又多节食，因此下半身肌肉量减少，血液流通不畅，寒气下行，容易产生"头热足寒"的亚健康状态。这种积瘀在下半身的"寒阴"，很容易导致子宫、卵巢等出现问题。

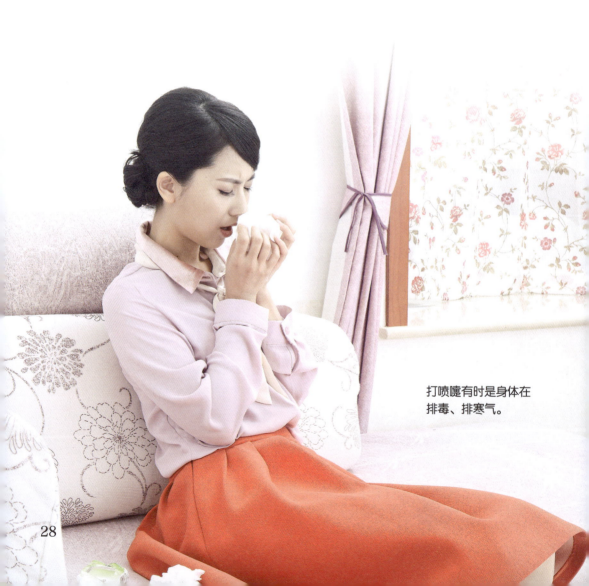

打喷嚏有时是身体在排毒、排寒气。

Part 2

不做"冷冻女"：美丽暖中求

女人的美丽需要暖中求，暖暖的身体滋养水嫩的肌肤、亮丽的青丝、饱满的情绪、灵动的表情。冰凉的身体让皮肤暗淡无泽、表情冰冷、身材松垮……爱美是女人的天性，要想美丽，请拒绝"美丽冻人"。

脸上有斑是缺暖，养血活血可祛斑

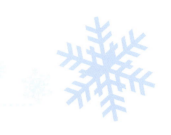

为什么会长斑？中医认为"经斑同源"，"经"，即月经，也就是说，色斑和女性的月经存在着必要的内在联系。当月经周期正常时，女性体内代谢的垃圾和毒素会随着经血排出，不会出现色素沉着；当月经不调时，体内气血运行受阻，经脉不通畅，毒素和垃圾不能完全排出体外，色素堆积，从而上行于面，形成了色斑。

其实无论是月经不调还是脸上长斑，都与体质偏寒摆脱不了干系。

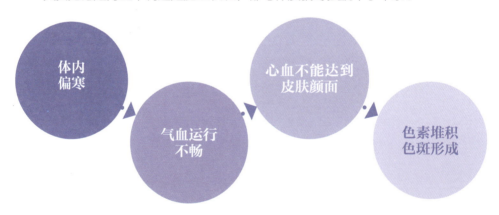

"寒"导致血液流通不畅，体内垃圾毒素排不出去，营养物质也不易滋养细胞，脸上长斑也就难免了。所以，爱长斑的女性要注意保暖祛寒，多吃一些热性食物，比如牛肉、羊肉、桂圆、大枣等，少吃一些寒凉的果蔬。更不要过度减肥，因为体寒的人本来就缺乏热量，过度减肥却减没了热量、能量。

这里给大家特别推荐一款祛斑养颜糊。

> **暖女人特荐小妙招——祛斑养颜糊**
>
> 胡桃仁30克，黑芝麻20克，共研成细末；豆浆400毫升，加入细末共煮沸，然后加入适量白糖即成。此糊性温补气，祛寒祛斑，可长期服用，同时还适用于容颜憔悴和须发早白者哟！

面色"难看", 　　暖起来变好看

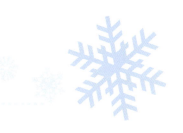

一个人的脸色能直接反映出她身体内在的健康状况。很多女性朋友经常为了工作,没日没夜地埋头苦干,身体健康受到了大大的影响。最明显的表现就是,职场达人脸色越来越"难看"。工作和容颜似乎存在着矛盾。

你的脸色正常吗?是偏白、偏黄,还是偏青或偏红呢?一起来了解一下面色"难看"的原因及对策吧!

面色	具体表现	原因	怎么吃"暖"
脸色发白	不是指那种天生的亮白肤色,而是面色苍白、无光泽	多跟气虚、血虚有关。气虚是阳气虚弱,不能温润体肤,表现为脸色白,没有光泽;血虚则表示血液不足,不能营养面部,表现为面色苍白而干枯	宜多吃辛味食物。辛味并不完全等于辣味,而是指带有挥发或刺激性味道的食物,比如大蒜、薄荷、芹菜、胡椒等
脸色发黄	面色发黄、发干,没有光泽	脾胃两虚的表征。体寒是导致脾胃虚弱的一大原因	宜多吃山药、红薯、红枣、胡萝卜等补脾益气的食物
面色发青	面色发黑,不明亮而昏暗的青色	多半是肾脏寒气加重导致血液瘀滞于面部而致	宜多食海带、紫菜、牡蛎等天然带有咸味的食物。但切忌吃盐过量,那样不仅无益护肾,还会让寒气加重或使水钠滞留,加重肾脏负担
面色发红	红色特别明显,满脸通红	体内有热的表征,多为肝火上延所致	建议平时多吃清心火的苦味蔬果,比如芹菜、苦瓜、莴苣、杏仁、莲子心等,少吃牛羊肉等热性食物

皮肤松弛是脾虚，最需保暖健脾

青春不老的"逆生长"是每个女性的心之所往，与随着年轮增长造成的皮肤松弛（衰老）相比，脸上长痘、长斑、出油等都是小事。现在，我们就来说说皮肤松弛这件事儿。

《黄帝内经》提到："脾主身之肌肉。"脾脏功能衰弱，则肌肉松松垮垮，皮肤没有肌肉的支撑，所以失去弹性，变得松弛下垂。皮肤松弛的女性，还多表现为腹胀胃疼，容易四肢发冷，喜暖畏寒。脾虚者大多也是体寒患者。

我通常建议皮肤松弛的女性朋友，在生活起居方面要注意保暖，要多运动，劳逸结合，保证充足睡眠。在饮食上要做到健脾保暖，多吃温性、热性的食物，如韭菜、大蒜、洋葱、鳝鱼、大马哈鱼、沙丁鱼等，慎吃凉食。

提拉面部紧致操

第一步 先取面霜，大约为2粒黄豆大小的量（在按摩过程中可以适当增加），然后双手搓热揉开，分别抹至眼角到额头、脸颊眼角、下巴轮廓处（图①、图②）。

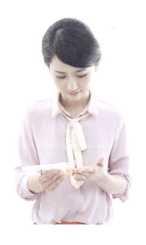
①

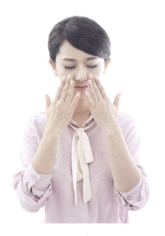
②

第二步 从下巴开始,以左右手同时进行,用指腹包裹住下巴做提拉(图③)。

第三步 用指腹从下巴处开始,沿耳际方向推拉,重复3次即可(图④)。

第四步 用中指和无名指按压住鼻子内侧,其他手指顺势放在皮肤表面,向太阳穴的方向轻推按摩(图⑤)。

第五步 最后用整个手掌心在额头中间位置贴合起来,用适当的力度做按压,3次即可。

第六步 用单手手掌完全覆盖住额头部分,力道轻柔,交替左右手分别向左右两侧轻柔推开,打开肌肤纹路(图⑥)。

第七步 用双手的手掌包住半边脸颊和下巴的皮肤,交替向上推拉按摩(图⑦)。

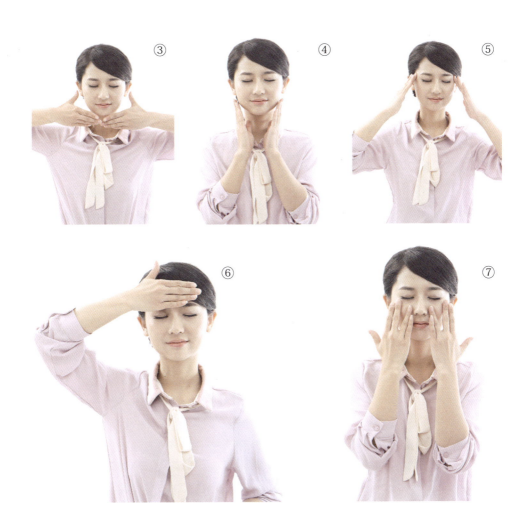

头发无光泽，最应暖养肝脾肾

"发为血之余"，头发的问题主要跟血有关系。而人体气血的畅通与否与脾胃肝肾等脏腑是否有寒气大有关联。"肝藏血"，肝血充分，头发就能有充足的供血；"肾藏精"，精血同源，所以肾气亏虚也会伤及头发；"脾主运化"，是生血之本。如果脾脏温暖通达，运化功能正常，肝肾也能很好地造血、营血，就能够生出足够的气血来濡养头发；反之，如果这些脏腑受到寒气的侵害，气血生化不足，头发得不到充分的濡养，就会受伤。

哪些坏习惯会损伤秀发

除了体寒，生活中还有一些坏习惯也是损伤秀发的直接原因，比如经常烫发、染发；晚上洗发后不等头发干透就上床睡觉；早晨洗澡洗头未吹干就急匆匆出门上班……头发位于身体之顶，长期的不良习惯，使寒气从头部入侵到我们身体的各个部位，造成女性体质偏寒，血液循环不畅，头发问题也由此产生。

怎样避免体寒伤发

既然体寒和不良习惯是造成头发受损的重要原因，那么我们在预防和治疗脱发、头发干枯、分叉等问题上，除了纠正不良习惯外，还要温肾通络，调养肝脾肾，以活血化瘀、养血生发。

①温肾补阳 如果你的头发早白或焦脆易断，容易腰寒阴冷，多是肾阳虚衰所致。我的建议是多吃温肾补阳的羊肉、核桃、黑芝麻等。有条件的话，可以用艾条温和灸肾俞、腰阳关二穴。

②温脾健胃 如果你头发暗淡无泽，而且容易出现腹胀、腹泻等情况，多是脾胃虚弱。

③养肝益血 如果你头发干枯，面部有瘀斑，大致是气郁血瘀。

④爱护头发 洗头时避免大力揉搓头发，选择透软舒服的宽梳梳头，以免损伤头发。

你并非胖，而是有些水肿

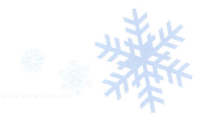

对于有减肥需求的女性朋友，我想说：要分清"胖"和"肿"。有些时候你可能并非胖，只是有些"肿"。肿，让女性朋友的身材臃肿不堪、面部浮肿、眼袋丛生……肿，让女性朋友措手不及，损伤美丽。

水肿是怎么发生的

水肿是体内水分聚集在皮下组织的表现。水肿并不是一朝一夕形成的，与我们的饮食习惯、生活习惯等有密切关系，比如长期熬夜工作、通宵玩游戏、喜欢冷饮、重口味饮食、吸烟、酒水咖啡饮不停等。这些习惯导致我们的阳气受损，寒气极易入侵，身体转化水湿的能力下降，水肿也随之而来。

体内水湿过多会造成体温下降，而且对于女性朋友来讲，腹部最容易受凉。腹部受凉时，腰腹部的气血流通不畅，水湿瘀滞，形成腰腹部的赘肉。所以有小肚腩的女性朋友要注意腹部保暖，腰围自然就会变小。

女性朋友不妨用手去抚摸你的肚皮，如果凉凉的，说明你的腹部正在遭受寒气的侵袭！

水肿并不单单青睐于腰腹部，眼睑、四肢等也容易产生浮肿。水肿不但影响女性的曼妙身材，也是一些重要器官病变的前期预警。因此，无论从美丽还是从健康的角度来讲，我们都应该学会适当保暖，拒绝水肿。

> **暖女人特荐小妙方——消肿红豆薏米羹**
>
> 红豆和薏米等份，大米半份，冰糖适量。先将红豆和薏米清洗干净，然后将红豆浸泡2~4个小时，薏米浸泡2小时；冷水放入红豆，水煮沸后加入薏米、大米，水再沸腾后转入小火，熬至红豆煮开、粥快黏稠时，放入冰糖调味，粥完全黏稠即成。

喝水也长肉，脾胃虚寒所致

"我算没救了，喝口凉水都能长肉！""我也是，好像迈向胖子的路一去不复返了。""你看我这肉，松松垮垮的，人家都说是虚胖，好减。我却减不下来！""对对！这肉真是好长不好减呀！"

你是不是也听到过类似的对话？对于控制饮食还容易长胖的朋友，要小心脾胃了。《脾胃论》阐述："脾胃俱寒，则不能食而瘦。或少食而肥，虽肥而四肢不举，盖脾虚而邪气盛也。"

这里提到的"少食而肥"，就是指进食一点点食物就会发胖，也就是我们常说的"喝凉水也会发胖"。这种人的特点是身体松松散散，浑身无力，有句形象的说法是"不是strong（强壮），而是虚胖。"

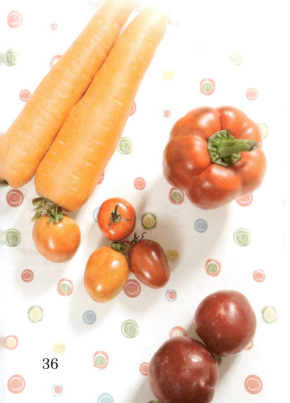

肥胖与脾虚的关系

中医认为，脾主运化。"运"即转运输送，"化"即消化吸收。脾主运化就是指脾胃把饮食中的营养物质吸收到体内，并将其运输到机体的脏腑器官组织中。当脾的功能受损，代谢能力就会下降，本该代谢排出的脂肪等废物堆积在体内，人就容易发胖。所以，肥胖十有八九是脾的功能减退所导致的。

脂肪与体寒的关系

不少人认为，胖人脂肪多，不怕冷，自然是热性体质了。事实恰恰相反，脂肪的积累和寒气有直接关联。体温每下降

1℃，新陈代谢就会减少12%，不能被充分消化和排泄的水分和脂肪，就会堆积在体内，形成了赘肉。

胖人因为脂肪厚，怕热，因此穿得一般都比瘦人要少。殊不知正因为穿得少，她们的皮肤更容易直接接触外界的寒气。当身体受寒时，气血流通不畅，体温就会降低；再加上肥胖者多脾虚，代谢功能减退，体内的脂肪就会越积越多。此时，如果肥胖者再过度节食减肥，身体从食物中摄入的热量就会更少，体温就会更低。如此形成了一个恶性循环，就会出现"越减越肥，喝口凉水还长肉"的情况了。

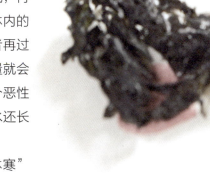

所以，大多数肥胖是由"脾虚+体寒"造成的，也就是说脾阳虚是导致肥胖的重要内在原因。减肥一定要健脾祛湿加保暖，才会让你事半功倍，让你不再是"虚胖"，而是真正的"strong"了。

> **暖女人特荐小妙方——健脾、和胃、祛体寒**
>
> 劳逸结合："喝水也长肉者"的脾虚和肥胖很多时候是过劳所致，这种过劳主要是指心力交瘁，思虑过多。中医五行论中，心属火，脾属土，而心生火，心火被过多消耗，自然无力向脾胃输送血液，导致脾胃虚弱。这也是多数知识分子，尤其是职场女性给人以"手无缚鸡之力"感觉的原因。因此，职场女性要注意劳逸结合，经过一段时间的辛劳后，一定要让"心"和"脑"歇一歇。你会发现，你的思路更清晰，工作更轻松。
>
> 一日一杯红糖姜茶：做法最简单，红糖和姜熬制成水，趁热喝即成。祛寒保暖塑身材，一日一杯，还有美容养颜的功效！

"游泳圈"是脾虚的表征，摘掉它要健脾暖体

有的女性并不胖，但是小肚腩却很明显，有的甚至像挂着游泳圈。不要小看这个"游泳圈"，大多数女性的肥胖都是从这里开始发展的。

为什么说肥胖先从肚子开始呢？一个解释是腹部的肌肉最为疏松，脂肪容易在这里堆积。最明显的例子就是生完孩子的产妇，腹部松弛而容易堆积脂肪，形成肥胖。然而，为什么有些人没生过孩子，或者生完孩子很久还是存在严重的小肚腩呢？中医讲：脾主肌肉，"游泳圈"是脾虚的表征。

我在前面小节讲过，脾虚之人多虚胖，就是脂肪太多但缺乏肌肉。人体的肌肉是需要每天锻炼才会生成的，相对于胳膊、腿部，人体的腹部很少能运动到，所以一旦脾气虚了，最先松弛、最先肥胖的就是腹部。因此，摘掉"游泳圈"要健脾暖体，勤加锻炼。

> **暖女人特荐小妙方——按揉足三里，健脾暖体摘泳圈**
>
> 按揉足三里穴：足三里穴位于小腿外侧，外膝眼下四横指处。足三里是健脾的要穴，因脾虚而发胖之人经常按摩此穴，不仅可以健脾暖体，对调养其他脏腑也很有好处，还可增强人体的免疫力。

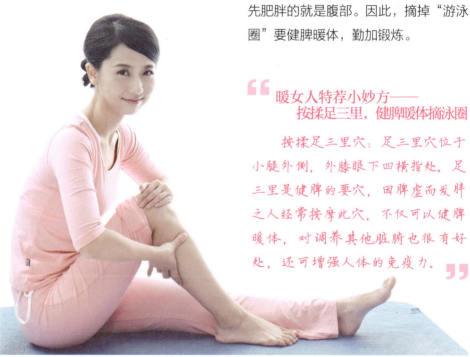

黑眼圈大多是"冻出来"的

很多女性朋友为黑眼圈苦恼不已。有的黑眼圈并不单纯是皮肤问题，光凭眼霜、眼膜等护肤品是无法解决的。中医认为，除了熬夜、清洁不彻底、过度劳累等原因造成的短暂性黑眼圈外，还有很多黑眼圈是"冻出来"的。准确来讲，是盆腔受寒所致。

内在原因："冻出来"的黑眼圈

人的气血盛衰及脏腑变化常在面部有所反映。眼睛下方乌青，男性可能是肾脏生病，女性则多为子宫出现问题。黑眼圈一般会随着月经的消失而消失，如果没有消失，或者黑眼圈比较严重，说明盆腔有瘀血。

血瘀主要是寒气所致，因为血遇寒则凝。从这个角度来讲，黑眼圈其实都是"冻出来"的。

怎么"解冻"黑眼圈

既然明白黑眼圈是盆腔受冻引起的，我们就应该注意腹部的保暖。还有一个更简单有效的妙招，就是双手互搓敷眼法，具体操作：1.洗干净双手，掌心对搓至发热。2.将温热的掌心分别敷于双眼上。

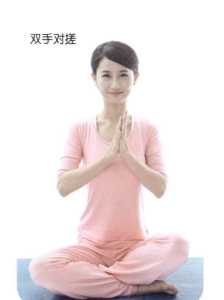

双手对搓

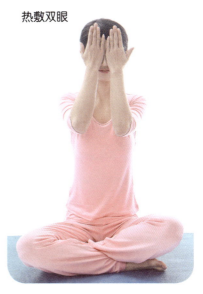

热敷双眼

保持体不寒，更年期不提前

女性最怕"更年期"这三个字，外科护士长就曾有一段时间常对我喋喋不休，说女儿老说她脾气一点就爆，是"早更"（更年期提前）。我抽了个下午好好和她谈了谈，发现她确实容易心悸、潮热、腰酸背痛，情绪容易紧张焦躁，符合女性更年期的大多数症状。认真把脉和问诊后，我告诉她，她脾气之所以暴躁易怒和多汗，与她寒气入侵体内，导致阴阳失调、气血亏损有关。

一般女性在45岁左右，会逐渐由中年期到老年期过渡，这段时间就是更年期。其持续时间长短不一，可由几个月到数年。更年期期间，女性体内的雌激素会减少，身体、情绪会出现各种不适的症状。如果这时候女性再不注意保暖，就会导致气血流通不畅，变成血虚，甚至肾阳亏虚也来凑热闹，身体就会吃不消。这就是"早更"女性出现失眠、心悸、多汗、脾气坏的重要原因。

所以我一直强调女性一定要"暖养"，与"风度"相比，更要注重"温度"。因为体温正常，气血才会正常流通，脾胃功能健康才不会出现肝血亏虚或肾阳亏损，"早更"的征兆自然也会减少。

更年期体寒体虚的女性，可以在饮食上多吃蔬菜、水果、胡萝卜等来补充维生素、纤维素，并多吃海带、紫菜、香菇、木耳、洋葱等，这对缓解"早更"大有裨益。但我觉得心情调试对处于更年期的女性更重要。无论是工作还是家务，愉快去做，累了不要勉强，让其他人参与到工作或家务中，又何尝不是培养他们责任感的好方法呢？

> **暖女人特荐小妙方——缓解更年期不适这样做**
>
> 浮小麦、红糖各50克，干大枣3颗。将浮小麦和干大枣放入锅内加3大碗水，用大火煮沸后，改用小火再煮25分钟，然后加入红糖煮5分钟即可。将汤汁分为两份，早、晚各服一份，连服3个月左右，对女性更年期引起的体虚出汗有很好的疗效。

Part 3

这些病症，都少不了"寒"

女人的很多病症都是"冻"出来的，比如无缘无故地这疼那疼、肚疼胃胀或痛经，这大多是寒气瘀滞、"不通则痛"的直接表征；吃饭不香、失眠健忘，也多由寒气导致肠胃不活动、气血受阻所致；感冒咳嗽、慢性咽炎等，也能从寒上找到病根。一句话，女人的大多数病症都少不了寒。怎么祛寒？保暖补阳是王道。

亚健康

干什么都累，脾胃虚寒

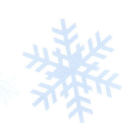

你是不是经常感到浑身无力，没精打采，没干什么活儿也觉得累，总想"怎么还没到周末"，很想有一张床可以随时躺上去。这几乎是现代女性的"通病"。造成这种身体状态的原因无外乎两点，一是脾胃生化能力差，二是体寒。

脾胃虚寒导致脏腑功能减弱，身心倦怠

胃主受纳和腐熟水谷，进食到体内的食物经过胃的研磨和初步消化使之腐熟。脾主生化，可以把水和谷物转化为精微物质并传输至全身组织器官。自古脾胃不分家，是说胃的受纳和腐熟水谷的功能，必须和脾的运化功能相配合，才能使水谷化生气血津液，供养全身。如果脾胃功能下降，气血就没有生化之源，人体的四肢百骸、五脏六腑就失去濡养，自然浑身无力，精神倦怠，干什么都觉得累。

充分补充维生素B_1和糖分

为什么脾胃虚寒要大量摄取维生素B_1和糖分？这是因为大脑、肌肉等身体组织的能量来源都是糖分，而维生素B_1能有效帮助人体燃烧这些糖分。富含维生素B_1的食物有金针菇、荷兰豆、西蓝花、生姜及各种豆类。

> 暖女人特荐小妙方——蒜姜蜂蜜饮
>
> 　　大蒜、生姜各20克，蜂蜜适量。将大蒜、生姜切成片，洗净后放入冷水（约两大碗水）中煮开，水煮开后转中小火，续煮至水剩下一半也就是一碗水时，滤去蒜片和姜片，稍晾后加入适量蜂蜜即可饮用。
>
> 　　大蒜具有消除疲劳的功能，生姜暖体。蜂蜜是为了调味。如果体质偏寒，容易手足冰凉，可用红糖代替蜂蜜。

饭后困得很，脾虚惹的祸

我认识一个出版社编辑，她非常敬业，每次采访和校对都一鼓作气，中间请她吃点便饭都拒绝。后来熟了，她说没办法，她有一个"毛病"，就是吃饱了犯困，脑子不转圈，必须睡一觉才能恢复元气。饿的时候思维反而更活跃，所以她做事情习惯一鼓作气。

其实几乎每个人都有这样的经历，就是在半饥饿时思维敏捷，反应灵活，等到饱餐之后继续工作，反而精神倦怠，思维迟钝了。这是因为脾虚所致。

如果只是偶尔饭后犯困，是正常的。因为饭后消化功能加强，大脑会相对缺血引起迟钝。但如果每次饭后都昏昏欲睡，说明你本身就脾虚，大脑供血不足导致身体必须躺下睡觉。这类人除了饭后困极，还常伴随面色偏黄无泽，说话语速快或说话多了就上不来气。这都是脾气虚弱的表现。

因脾虚导致的饭后犯困，除了多吃健脾的食物和勤加运动外，我推荐用按摩法行气导滞，暖脾散寒。

> **暖女人特荐小妙方——按摩小腹温阳散寒**
>
> 取平卧位，分别按摩上下腹部，均以右手掌心着力，呈顺时针方向旋转按摩。上腹部以肚脐为中心（图①），下腹部以关元穴（前正中线上，脐下四横指）为中心（图②）。每次30~50次，以腹部有温热感为最佳。每日1~2次。可健脾理气，温阳散寒。

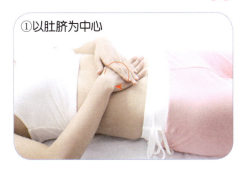

①以肚脐为中心

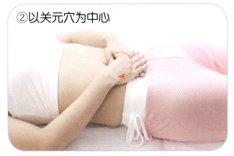

②以关元穴为中心

失眠，体温高才有好睡眠

如果一个人每晚睡眠少于6个小时，或睡眠潜伏时间（即入睡时间）在0.5小时以上，又或者睡后易醒，都可定为失眠。我院的护士小葛就曾纳闷：之前她在内科上班，一个月总会有一半的时间上夜班，并没有遭遇失眠的情况，现在转到导诊上白班，反而晚上经常失眠。

"难道是之前上夜班累习惯了，忽然上比较轻松的白班不适应了？"小葛纳闷地问我。

很多人想当然地认为，失眠是一种闲出来的"病"。但根据我多年的临床经验来看，与其说失眠是因为白天运动量（干活）太少，不如说体温低影响睡眠。

睡眠节律与体温的关系

古人云"日出而作，日落而息"，这里面包含有体温和睡眠的关系。人的体温到夜晚就会降低，起床之前是一天中体温最低的时候。起床后，体温会逐渐上升，在睡前达到顶峰，然后再逐渐下降。体温下降时，人就会觉得"困"。所以睡前体温要是不够高，人就会很难睡着。

小葛的失眠原因

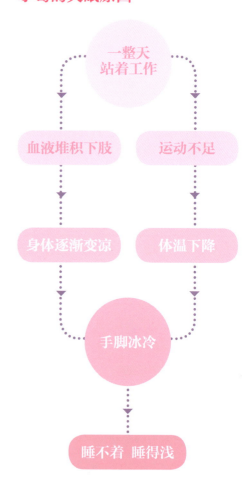

小葛的工作是导诊，随时为前来咨询的患者提供各种问答服务，几乎一整天都是站着。长时间的站立，会使足部血液循环不良，身体逐渐变凉。如果上床睡觉时脚尖冰凉，就很难进入梦乡，再加上白天的运动量又太少，体温无法上升，于是，就出现失眠的问题了。

升高体温，拯救失眠

有很多人的工作和导诊护士小葛的工作一样，是需要长时间站立的，我们不能改变这种工作方式，但却可以下班后通过一定的办法来缓解站立的疲惫、腿部的僵直，逐步升高体温，比如我推荐给小葛的就是足浴法和热水袋。

> **暖女人特荐小妙方——睡前巧用暖水袋**
>
> 热水袋是助眠神器：在被窝里准备2个热水袋，一个放在小肚子那里，一个放在脚底，把脚焐热。睡觉之前，体温总是先升后降，人才会产生困意。热水袋的温度会随着时间的推移逐渐降低，正好符合人睡眠时的规律。注意热水袋放置时不要贴身放，要隔着睡衣或薄棉布裹起来，以免烫伤皮肤。

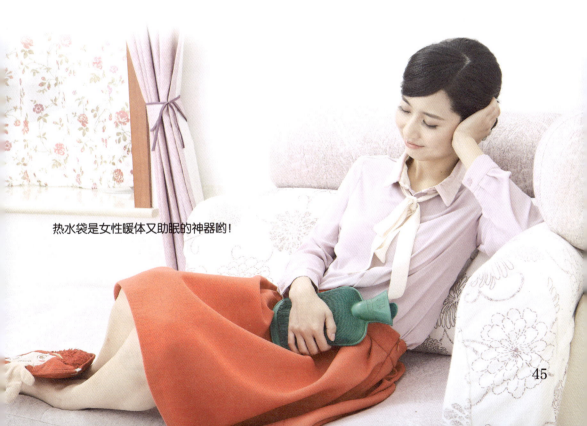

热水袋是女性暖体又助眠的神器哟！

皮肉经常酸疼，体质寒凉是诱因

有的女孩子本身没有什么病，但动不动就这疼那疼，甚至轻微地碰触一下都会出现痛感，给人以娇气的感觉。其实这还真不单单是娇气的事儿。女性的肌肉量本身就比男性少，相较而言容易腰酸背痛，外加女性运动量少，长时间保持同一姿势，就会使某一组肌肉过劳，引起酸疼。

皮肉酸疼一般多见于办公室白领女性。这些女性长期保持坐着办公的姿势，全身肌肉僵直，血液循环不畅，从而引起肌肉酸痛；如果再加办公室内空调温度较低，更会雪上加霜。我的建议是要做等长运动，锻炼肩、颈、手臂、背部的肌肉。

简单操作的一种方法是做肩部的等长运动，利用肩部肌肉拉伸来刺激肌肉，改善血液循环，缓解肩膀酸疼感（如图①~⑥）。

等长运动：不是跑步、打球等让身体活动起来的运动，而是让身体静止地保持一定的姿势，使肌肉得到锻炼的运动方式，比如瑜伽。

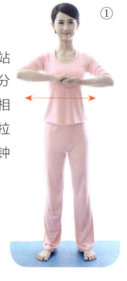

第一步 取站立位，双足自然分开，双手在胸前相扣，用力向两侧拉伸，保持10秒钟（图①）。

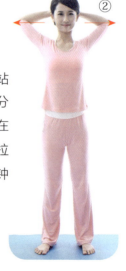

第二步 取站立位，双足自然分开，双手相扣放在脑后，向两侧拉伸，保持10秒钟（图②）。

第三步 取站立位，双足自然分开，双手放在脑后，挺直腰板，腹部用力，保持10秒钟（图③）。

第四步 取站立位，双足自然分开，双手放在脑后，双腿用力伸展，保持10秒钟（图④）。

第五步 保持第四步体位，然后身体慢慢下蹲呈"蹲马步"状，从臀部到腿部用力，保持10秒钟（图⑤、图⑥）。

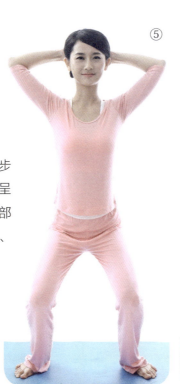
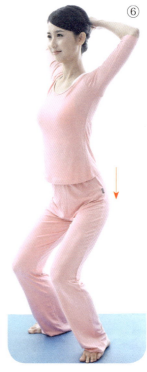

关节常痛，多半肾阳不足

来我这里就诊的章阿姨说她跳广场舞时把腰给扭了，在床上躺了半个月，后来好是好些了，但不小心扭一下还是会疼。不仅如此，章阿姨说自己膝关节有时也会疼，尤其是遇上阴天下雨就更疼痛，怎么回事呢？

腰疼、膝疼，一般都可以归为关节疼。腰痛多由椎间盘突出、腰部扭伤引发，即便是肌肉老化引起的陈旧性腰疼，其内在根源多是肾阳虚寒，而膝疼也多由受寒引起。女性由于本身肾阳偏虚，再加上运动不足或过度节食或寒凉饮食习惯，较男性更容易腰膝酸软。这点要引起女性朋友注意！

对于肾虚引起的关节疼痛，如果不是很严重，我建议平时可以多吃根菜类食物，比如胡萝卜、莲藕、山药、牛蒡等。这类食物做的菜肴有强健下半身，缓解腰疼、膝疼等关节疼痛的作用。

对于肾虚严重引起的关节疼痛，在及时就医诊断后，我推荐用足浴药方泡脚，其中有一味药材叫老鹳草，多作君药，因为它性苦，味微辛，归肝、肾、大肠经，可直接单用，主治风湿痹痛、关节不利、肢体麻木等症状，也可配伍其他药材。配制热气腾腾的足浴方，还有祛寒暖体的功效！

暖女人特荐小妙方——老鹳草骨碎补足浴汤

老鹳草、伸筋草各20克，苍术、桑寄生各10克，骨碎补30克。将以上5味草药加水煎汁，煎好后去渣取汁，倒入足浴器中，待温度适宜后泡脚。每次30分钟，每日1剂，10天为1个疗程。本方适用于关节扭伤，有利于舒筋活络、祛风解表。注意，扭伤24小时内不能使用，待24小时之后再行足浴。

吃饭不香，寒让肠胃不活动

人体的各个器官都会表达自己的意愿，比如我们不想吃东西，或者吃东西不香时，就是肠胃想休息、不运动的时候。这时候要考虑肠胃是否受寒，此时也不宜强行进食，否则肠胃只能敷衍地对食物进行一些粗略的消化，这样就造成了肠胃的负担。长期下去，就会形成便秘、肠炎等肠道疾病。

肠胃无活力、生病，多与受寒有关。比如春秋是肠胃疾病的多发季节，因为这两个季节气温变化较大，稍有不慎，人体就易受风寒。寒邪最易犯胃，使脾胃阳气受伤，就出现了肠胃病变。因此，春秋季节不要贪凉饮冷，要做好保暖工作。

红糖小米粥是不错的食疗方。北方人经常会喝小米粥，只需要在小米粥快煮好前几分钟，放入适量红糖搅匀即成。小米向来以暖胃著称，再加上祛寒补血的红糖，非常适合肠胃寒凉之人服用。

> **暖女人特荐小妙方——牛奶红茶暖脾胃**
>
> 牛奶75克，红茶1克，白糖15克。红茶泡为茶水，备用；牛奶加热煮沸，离火，加入白糖，和茶水混合，趁热饮用。
>
> 牛奶红茶是一个很经典的养胃暖身的茶疗方，杨绛先生在《我们仨》中也提到，钱钟书先生每天早晨都泡上浓香的红茶，兑上热牛奶，暖胃又防寒。

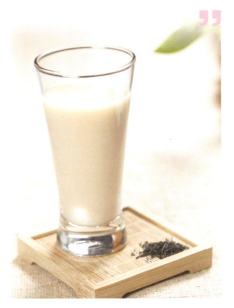

营养不良或营养过剩都会生寒

人体依靠食物转换为能量来维系生命和体温，营养不良或营养摄入过剩，都会导致寒性体质。来看看营养不足和营养过剩与寒气的关系以及解决办法吧。

营养不足

营养不足的人大多身体瘦弱，脸色蜡黄或苍白无泽。这类人最明显的特征就是畏寒怕冷，喜欢热食热饮。这从中医角度很容易诠释，因为他们体内阳气虚弱，阳不营卫，所以身体偏寒。不足则补，补充营养是王道。在物质文明高度发达的今天，造成营养不足的原因并不是缺乏营养，而是偏食、过度节食或脾胃虚寒、胃口不好所致。我建议女性朋友尽量全面摄取营养，避免偏食和过度节食，尤其是不能缺铁、维生素E和碘。

缺铁怎么补

我在前面小节"女人比男人易受寒"（见本书第20页）中已经提到过，缺铁与寒冷的关系及补充铁剂的方法，在此不再累述。

缺维生素E怎么补

维生素E不仅仅可以养颜，还可以扩张末梢血管，促进血液循环，改善手脚怕冷怕寒的状况。补充维生素E的最佳途径是多吃油脂类的坚果，比如开心果、杏仁、核桃等。坚果含有丰富的维生素E，

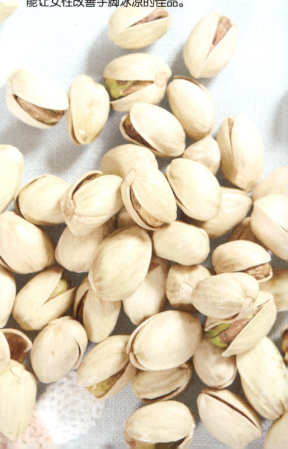

开心果中含有丰富的维生素E，是能让女性改善手脚冰凉的佳品。

还富含油脂，能给身体增加热量。

缺碘怎么补

甲状腺素具有"生热"的功效，可使人体的基础代谢增高，皮肤血液循环加快，使热量增高。碘是合成甲状腺素的重要元素，因此女性要改善甲状腺功效衰退造成的体寒，可适当食用海带、紫菜等含碘蔬菜。

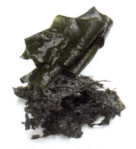

体寒的女性宜多吃海带、紫菜等含碘食物。

营养过剩

中医学有句话："饮食自倍，脾胃乃伤。"也就是说，不仅营养不足会导致气血亏虚，内生寒湿，过量的饮食也可以导致脾胃损伤。营养过剩多是因为肥甘厚味摄入过多，给脾胃造成极大的负担，久则损伤脾胃。脾胃一伤，其化生气血的能力大打折扣，其转运水湿等代谢产物的能力明显下降，造成痰湿滞留，寒气内生。

蛋白质过剩

作为生命物质基础的蛋白质，有助于人体的发育以及受损细胞的修复和更新。然而，凡事过犹不及，过多的蛋白质摄入会增加肝、肾的代谢负担，同时还会阻碍铁的吸收，对全身血液循环造成影响。健康女性每天喝1袋奶或1杯豆浆，吃1个鸡蛋足以。

脂肪过剩

脂肪过多不仅仅是造成身材肥胖的直接原因，还会增加心、肺等器官的负担，使心肺机能减弱，让血液生成与循环受阻，进而导致体寒。除了运动消脂外，我建议女性多吃些脂肪含量低的食物，如新鲜蔬果，兔肉、牛肉、鱼肉等蛋白质含量较高的肉类及五谷杂粮类等。

水分过剩

喝水是最好的补养，但并非多多益善。健康成人每日需水量约为2500毫升，也就是普通一次性水杯10杯的量，这其中还包含一日三餐中的牛奶、豆浆和汤粥的量。如果体内水分摄取过多，也会造成肾脏功能低下或下半身水肿，影响下肢的血液循环而导致肢冷体寒。

过剩的食物堆积在脾胃，会形成寒湿邪气，这些停滞的寒湿在腹部、臀部、大腿聚集形成脂肪。因此有些胖人比瘦人对寒冷更敏感，这就是营养过剩引起的湿寒所致。

频频如厕，体寒致身体不易吸收水分

一些女孩子特别爱喝水，不喝水就口渴得不行，但是一喝水就得上厕所，而且每次尿量也不少。她们的小便颜色普遍很淡，像清水一样，用中医学术语讲，就是"小便清长"。为什么会这样呢？一句话：肾阳不足，运化无力。

喝水就如厕的人，阳虚假不了

水对人体非常重要，人体70%的成分是水。然而，喝进去的水真正能被人体利用的只有一小部分。

很多女性朋友都在家或美容院做过蒸脸。蒸脸的水虽然是满满一盆，但直接用于面部美容的却只有少量的水蒸气。体内的水也是如此，只有能被身体直接利用的"蒸化水"才是有效的，而蒸化需要一定的热度。如果你仔细观察一下，还会发现这些爱喝水的人通常选择温水或热水，很少去喝冷水。这是因为她们本身阳气不足，火力不够，机体自然而然想从外界获取热源。这是体寒的表征，需要我们增加体内温度。我的建议是喝五苓散。

五苓散是医圣张仲景在《伤害论》中的经典名方，处方中仅有泽泻、茯苓、猪苓、肉桂和白术(炒)。其中肉桂温通阳气，泽泻、茯苓、猪苓利水，温阳和利水兼顾，自然不仅解渴，尿频的问题也解决了。建议气虚、阳虚的女性朋友都可以试试五苓散。

喝水就如厕的人，水要加点料

除了本身火力不够，喝水就排尿的人也因为她们喝的水太稀，如果加点"料"进去，症状会改变很多，如0.9%的生理盐水。

> **暖女人特荐小妙方——喝浓度为0.9%的生理盐水**
>
> 喝水半小时就需要上厕所的人，建议喝0.9%浓度的生理盐水，因为这个盐水的浓度与组织液的浓度相当。淡盐水中的盐可以保证体液不被稀释得太过，尿液不会骤然增加。注意，血压高的人不适宜饮用。

脾气急躁，寒伤阳气升阴虚

不少患者或家属都脾气急躁，不管什么病，只要到医院，恨不得医生立刻解除疼痛。我们通常都会说："此人阴虚火旺，该祛祛火了。"这里引出一个阴虚的概念。

寒邪伤及人体阳气，致人阳虚，久之阳损及阴，致阴阳俱虚。因此，阴虚体质者既会有怕冷、腹泻、手足冰凉、遇冷风打喷嚏、咳嗽等寒性症状，又有口干、五心烦热、舌红等"热"的症状。

此时宜"阴中求阳"，先滋肾阴。滋补肾阴的食物很多，常见的有百合、蜂蜜、黑木耳、豆腐等。需要注意的是，阴虚火旺的人，应少吃辛辣或煎、炸、烤等刺激性食物，荔枝和桂圆也尽量少吃。因为这些都是比较容易"上火"的热性食物，多吃容易虚不胜补。

在祛火的中成药中，黄连这种大苦大寒的药材经常被用到。然而阴虚体质之人使用苦寒的凉药会伤到脾胃，使脾胃更加虚弱。因此，用黄连祛火的功效虽然好，也要搭配其他中药缓和它的药性。再加上黄连味极苦，用来泡足更为恰当。

> **暖女人特荐小妙方——黄连滋阴泡脚方**
>
> 黄连、酸枣仁、麦冬、白芍、丹参各10克。将以上五味药材入清水中浸泡30分钟，再加2000毫升水以大火煎煮30分钟，煎好后去渣取汁，倒入足浴器中，待温度适宜后足浴。此方可滋阴潜阳、养血安神、平肝降火，非常适宜于阴虚火旺、脾气急躁之人。

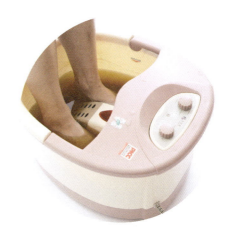

抑郁心情差，寒入心

琳琳是暑假在我们医院实习的医学生，不爱说话，总是郁郁寡欢的样子。问她有什么事情没有，说没有，自己一直就是这个性格。

像琳琳这样，也谈不上抑郁症，但是就是性格不开朗，很少笑。这类人有一个特点，就是体温偏低，尤其是遇到阴天下雨，或者寒冷的冬季，精神状态更是不佳，这是因为低温会抑制人的新陈代谢等生理机能，寒入心脉，则导致心情抑郁。体温越低，抑郁、心情差的症状就越严重。抑郁症的高发地区和高自杀率均出现在俄罗斯、挪威、瑞典等寒冷的国家。

要想改善这种症状，最重要的就是提高体温。我的建议是多晒太阳。大家不要错误地夸大紫外线对人体的伤害，其实每天晒10分钟太阳（上午8~9点或下午5~6点的太阳，不是指夏季中午的骄阳），不仅利于机体对钙质的吸收，还可以增强人的兴奋性，减轻或消除抑郁感。

其实，无论是晒太阳还是运动，结果都是让身体的体温升高，只有提高体温，心情才会慢慢变好。

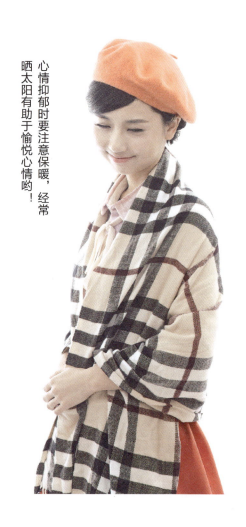

心情抑郁时要注意保暖，经常晒太阳有助于愉悦心情哟！

宅家不出门，阳气不足没活力

我有一位朋友是某家刊物的签约作者，平时朋友们说聚聚，她十次有八次都不参加。"没办法，编辑催的急。我都一个月没下楼了，也不想下楼。"

像我朋友这样，天天宅在家的朋友也不在少数。宅的时间越久，越懒得出门。身体一直不活动，体内的阳气自然就逐渐减弱，体寒可以说是宅出来的。身体没有了要活动的动力，自然就更加不想动了，如此就形成了一个恶性循环。

其实除了写手，现代很多办公室女性也只在上下班的时候走几步路，每天的活动量都不足，这是非常危害健康的生活方式。对于这些人，常喝黄芪枸杞水是很好的。因为黄芪补气，长期宅在家或办公室的白领，由于身体缺乏运动，生理功能有所下降，但脑力消耗过多，很容易造成气虚，黄芪能给身体充电，使它恢复活力。但补气的同时应注意滋阴，所以加了滋阴的枸杞。黄芪枸杞水的做法非常简单，就是用黄芪和枸杞泡水喝，需要注意的是，枸杞不要超过7粒，不然火气太大。

对于年纪轻轻就喜欢宅在家的人，我觉得是缺乏活力，阳气不旺，说白了还是身体偏寒。我的建议还是多出门运动，可以提前做做外出的准备工作，比如足浴，把身体养得暖起来，活力出来了，自然就愿意出门了。

暖女人特荐小妙方——试试足浴

黄芪、茯神、陈皮各15克，升麻、柴胡各10克。将以上5味药材加水煎煮30分钟，煎好后去渣留汁倒入足浴器中。先熏蒸双足，待温度适宜后泡脚，每次20分钟，每日1次，10天为1个疗程。本方有补中益气、疏肝解郁之功效，宅在家不爱活动的人用此方泡足，可疏通经络、调和阴阳，阳气充沛，疲劳尽消，自然就愿意出门活动了。

盗汗、自汗，体寒导致虚火内生

我们身边总会遇到爱出汗的人，我的一位患者就是这样，每次吃饭都会出汗，害得她都不敢化妆，很担心流汗花了妆。不仅如此，她晚上睡觉还会盗汗。她以为自己是热性体质，或者血热，一直都刻意去多吃寒性食物，但于事无补，直到她来医院就诊，才知道之前是调养方向错了，盗汗自汗，应该祛寒补暖。

盗汗多肾虚，滋阴降火补肾气

盗汗这个词可是医圣张仲景命名的，意思是说这个汗白天不敢出现，晚上主人睡觉的时候它就像盗贼一样鬼鬼祟祟地偷泄而出。人为什么会盗汗？多半是肾阴虚。肾气主司和调节全身水液代谢，肾液不足，就不能有效调控体内的水液，则虚火内生，迫使津液外泄，于是就出现了盗汗之症。在论治上应滋阴降火，补益肾气；更应"阴中求阳"，远离寒邪，生发气血，从根本上增加身体的活力。

我给这位患者把脉开方后，建议她早餐喝豆浆，在里面放大枣和黑豆，大枣滋阴补血，黑豆补肾。这方子是临床上屡试屡有效的敛汗丹。五味子的收敛效果十分明显，选择膻中穴贴敷，是因为膻中穴是人体的气会穴，除了疏通全身气机外，还可养阴清热，从而防止盗汗。

自汗多气虚或阳虚，补气助阳是关键

没有明显诱因（诸如天气炎热、活动量大或疲劳等）而流汗的，中医称为自汗出。自汗的主要病机是机体阴阳失衡导致卫表不固或营卫不和，从而汗液外泄，与患者本人的气虚或阳虚有关。这类人多身体羸弱，手足冰冷。因此在治疗上应补气助阳，温养脏腑和体表，所以我多选择填脐方，让药性很好地渗透到体内，扶正祛邪，达到治病保健的目的。

五倍子同样是临床治疗自汗的君药，只不过盗汗多为阴虚阳亢所致，臣药会配伍滋阴潜阳的药物。而自汗多为气虚惹的祸，臣药配以益血行气的广郁金、枯矾等，下面几个小妙方对自汗也有很好的改善作用。

倍矾止汗散

【材料准备】五倍子15克，白矾5克。

【选取穴位】神阙穴。

【具体做法】二药共研成末，睡前用米醋调成糊状，趁湿敷贴于神阙穴（即肚脐），用医用纱布或干净的绢巾系缚一宿。晚睡前敷药，早晨起床后取下。第二天晚睡换药再敷，连敷2天。

五郁散

【材料准备】广郁金30克，五倍子9克。

【选取穴位】膻中穴。

【具体做法】上二药共研成细末，装入干净的瓶子中备用。用时取10~15克，用蜂蜜调成药饼2块（以不流动为度），贴膻中穴，用纱布、胶布固定。每日换药1次。

轻松取穴一点通

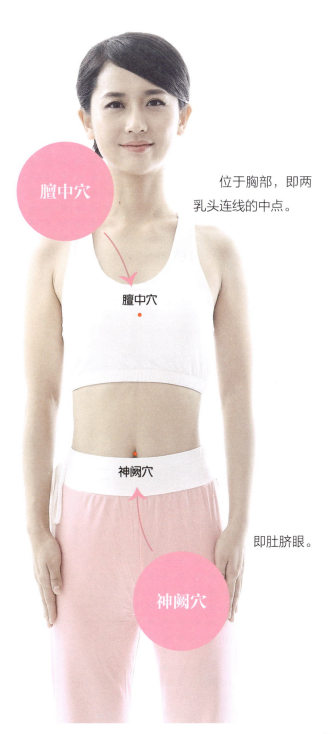

膻中穴 位于胸部，即两乳头连线的中点。

神阙穴 即肚脐眼。

女人特有病

痛经，寒是最大肇事者

把痛经列为女性第一个特有病，是因为大部分女性都曾有过痛经的经历，只是程度有轻重之分。有的人只是在月经刚来的前1~2天腰腹部疼痛，有的人则整个经期疼得死去活来。女孩子痛经，多与其羸弱的体质相关。

痛经是怎样发生的

痛经的女孩子多半比较瘦弱，手足容易冰凉。伴随痛经的同时，月经时间还会后延，经血颜色偏暗。这就是本身火力不足，寒致血瘀的表现。寒气蓄积在体内，血遇寒则瘀滞，不通则痛，于是痛经就发生了。

改善痛经暖为先

既然知道痛经的主要原因是寒，那么我们首先要做到腰腹部（也就是腹部和盆腔）的保暖。

其次，做好提前祛寒工作。在月经来潮的前几天，要避免吃寒凉的食物，多吃温热活血的食物，同时注意身体保暖，让月经顺顺畅畅到来。

再次，月经期间饮食要温热、柔软，避免辛辣、刺激类饮食。痛经时在肚子上放个热水袋，睡前在被窝里暖个热水袋。

"痛经就喝红糖姜水"似乎是众所周知的，然而这个办法对有些人不起作用，这是因为痛经的原因不尽相同。中医将痛经分为虚证痛经和实证痛经两种，大家可以根据症状分辨自己属于哪种痛经，再来决定如何对症服方。

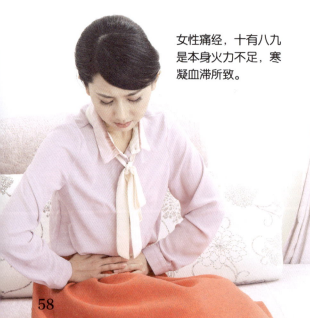

女性痛经，十有八九是本身火力不足，寒凝血滞所致。

虚证痛经

经期或经后小腹隐隐作痛，喜揉喜按，月经量少，色淡质稀。这种痛经多是由于气血虚弱或肝肾亏损所致，调养时应以补气养血或滋补肝肾为主，比如黑豆紫米粥。

实证痛经

经前或经期小腹胀痛，拒按，经血色暗，有血块。这种痛经则是由于气滞血瘀或受寒导致气血运行不畅造成的，也就是体寒所致，调养时应以祛瘀止痛为主，比如姜枣红糖水或益母红枣汤。

黑豆紫米粥

原料 黑豆50克、紫米100克。

做法 将黑豆、紫米分别洗净，用清水浸泡3~5小时，然后连水带黑豆、紫米一起倒入锅中，加水大火煮沸后，转小火熬煮至豆烂米稠即可。

用法 每日1次，可做早、晚餐食用。

益母红枣汤

原料 益母草、红糖各10克，红枣20颗。

做法 将红枣洗净去核，益母草洗净，与红糖一起放入锅中，加入适量清水，大火煮沸后，转小火煮至红枣熟烂即可。

用法 每天早、晚各服1次。

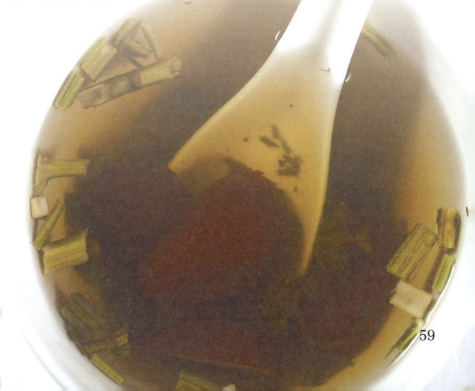

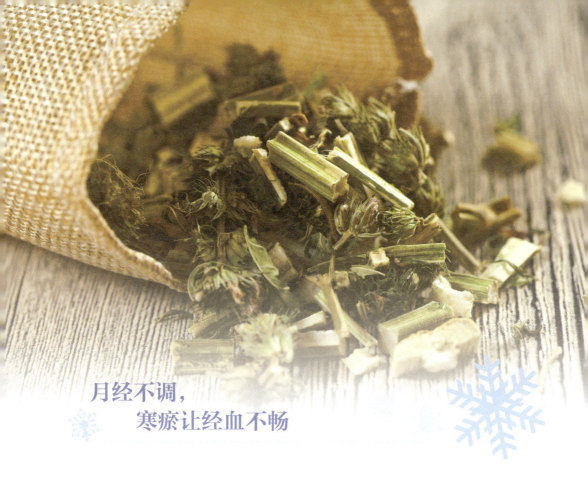

月经不调，
寒瘀让经血不畅

月经不调，是指女性的月经早来或晚来7天以上，是女性生理功能出现紊乱的表征。对于育龄女性来说，月经不调多与难受孕、不孕联系在一起。

月经不调的原因分析

引起月经不调的原因很多，排除掉病理性原因，一个重要因素是体内寒气过大。我在痛经一节已经讲过，寒气对女性月经的产生有非常大的影响。当我们的身体受寒时，气血瘀滞，尤其是盆腔内的血管受到影响，从而引发经期延后、经血少甚至闭经的情况。

经期总是延后或经血少的女性，多半还容易手足冰凉，这是本身寒气太重的表现。这类女性在衣食住行上要多注意保暖。

有些女性朋友的经期习惯性提前，经血较多，手脚发热，通常被理解为血热引起的月经不调。这可能会给大家带来误区，认为自己需要"降温"。实则不然，无论什么体质，一旦受寒，身体的抵抗力都会下降，同样会引起月经不调或其他妇科疾病。所以，月经有问题，我们的第一个应对方法该是祛寒保暖。

月经不调的中医调养法

治疗月经不调，中医用内服汤药和中医外治法都比较有效。以下是我经常会用到且临床疗效较好的几个方法，读者朋友可以根据症状选择适合自己的调养法。

调经补血四物汤

"四物汤"是由当归、熟地、白芍、川芎四味药组成的，是经典的补血养血圣药，也是调经的第一方，尤其适合体质偏寒的月经不调者服用。具体做法是将以上四物（各等份）用水煎服，月经结束后开始饮用，每日早晚空腹服用，连服7天。

暖宫调经足浴方

益母草红花方：益母草60克，青皮20克，红花、郁金各15克。将以上4味药加水煮沸，转小火煎煮30分钟，去渣取汁，倒入足浴器中，待温度适宜后进行足浴。每次30分钟，每晚1次，10天为1个疗程。可行气活血、化瘀调经，对月经延后、量少有效。

芹菜藕节方：鲜芹菜、鲜荠菜各250克，藕节150克，将以上3种食物加水煎煮30分钟，去渣取汁，倒入足浴器中，待温度适宜后泡脚。每次30分钟，每晚1次，10天为1个疗程。可清热凉血，对月经提前、量多有效。

金橘叶莱菔水：取金橘叶60克，香附20克，莱菔子50克，将以上3味药加水煎煮30分钟，煎好后去渣取汁，倒入足浴器中，待温度适宜后泡脚。每次30分钟，每晚1次，10天为1个疗程。可疏肝理气、解郁调经，对月经不定期、月经量不正常有效。

月经不调是女性内分泌紊乱的表现，无论是内服四物汤还是足浴方，都不可能立竿见影，通常都需要3~6个疗程。所以，无论选择哪种方法，请坚持进行，才能见到效果。此外，周围环境发生巨变或者压力过大，也可能导致停经或月经不调，女性要调节好生活节奏，不要有太大压力。

难受孕，考虑宫寒原因

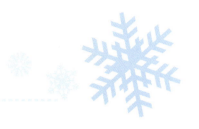

不孕已然成为一个社会问题，近些年来，女性结婚后难受孕的情况越来越多。这和女性的饮食习惯、各种社会压力、精神状态等都有关联，这是外在原因。宫寒，是大多数女性难受孕的根本原因。

宫寒和难受孕的关系

子宫是女性产生月经和孕育宝宝的地方。宫寒是指女子肾阳不足，导致冲任失养，难以生发孕育之气，从而影响女性生殖功能的正常，最常见的症状就是痛经、月经延迟、量少、闭经。宫寒影响卵子的活力和质量，使之无法与精子正常结合，形成受精卵；还会影响受精卵的着床和胚胎发育，从而导致女性难以受孕、胎停育和流产。

哪些女性容易宫寒

宫寒是女性难受孕的重要原因，那么哪些女子更容易患宫寒呢？

喜欢贪凉的女性

平时贪吃冷饮等寒性食物，夏天整天待在空调屋，寒冬腊月着装单薄、贪图"美丽冻人"等容易使腰腹部受凉，都是导致宫寒的致病因素。

 暖体爱心小叮咛

宫寒不是难受孕的唯一根源

从女性角度来讲，宫寒是难受孕的重要原因。然而，造成难受孕的情况很多，不一定只是女方问题。对于夫妻双方有正常性生活，且一年以上没有成功受孕的，建议夫妻双方一起去正规医院的不孕不育专科门诊进行检查。也就是说，男女双方都要检查，找出引起难受孕的根本问题所在，才能进行有针对性的治疗。

足部容易受寒的人

足部被称为人体的第二心脏，有很多人体的腧穴和反射区，比如脚后跟就是子宫和卵巢的反射区。如果足部受寒，就会造成子宫和卵巢受寒。因此，习惯光脚穿鞋，不注意足部保暖的女性容易宫寒。

阳虚体质的女性

前面已经讲过，阳虚体质是指那些平时畏寒怕冷，体内阳气不足者。阳气是体内活力的来源，阳虚体质者阳气不足，自然患宫寒的概率大于其他女性。

祛寒暖宫好孕来

育龄女性要想好孕来，掌握祛寒暖宫的小方法是很有必要的。

注意腹部保暖

女性一定要注重腹部的保护，因为下腹部盆腔的血管很多，管腔很细，原本血液到这里就要减速，如果再受凉，血有"遇寒则凝"的特点，盆腔瘀血就可能形成。这种常规检查发现不了的病症，也称"盆腔瘀血综合征"，是很多女性站久了就腰酸肚子坠胀、痛经、易疲劳的主因，也是造成宫寒的直接原因。

艾叶是改善宫寒的良药

艾叶120克，香附80克，黄芪150克，当归80克，川芎100克，肉桂30克，吴茱萸30克。烘焙后共研细末，蜜调为丸，每次服6克，每日3次，淡盐水冲服。

足浴暖宫

巴戟天、菟丝子、肉桂、芡实各10克。水煎煮40分钟，去渣留汁，待温度适宜后浴足。每日1次，每次30分钟，10天为1个疗程。

拔罐祛宫寒

中医的拔罐疗法通过负压把罐体吸附在体表的相应腧穴，把体内寒气或邪气逼出来，从而达到防病治病的目的。此法对于持续性宫寒效果不错，而且没有副作用。

具体操作：患者取俯卧位，治疗者从背腰部开始，一直往下走罐到尾椎骨附近。一般一次拔罐6~10个，每次拔罐时间约为10分钟，每周2次，连续2个月，宫寒症状多有明显减轻。

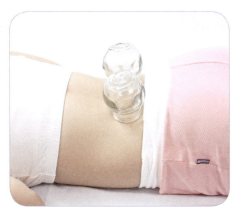

一般在背腰部拔罐祛宫寒。

乳腺增生，体寒导致瘀滞

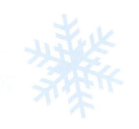

乳腺增生既不是炎症，也不是肿瘤，而是机体内分泌失调引起的生理反应。有些人没有任何症状，有些人则表现为乳房胀痛、刺痛或隐痛等感觉。不要以为乳腺增生是有过哺乳经历女性的专利，近年来越来越多的未婚女性开始出现乳腺增生。原因何在？一是气滞，二是寒凝！

乳腺增生的发病有明显的季节特点，就是好发于寒冷的冬季。寒冷季节，如果女性没有做好防寒保暖工作，人体的激素和内分泌就会出现失调和紊乱，从而诱发乳腺增生。所以，女性朋友为了乳房健康，应该在冬季注重防寒保暖。

早发现：自我检查是否患有乳腺增生

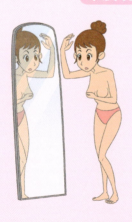

视诊：对着镜子自己查看乳房的外形、皮肤、有无分泌物。可以抬起手或弯下腰，观察乳房的边界。用左手检查右侧乳房，右手检查左侧乳房。

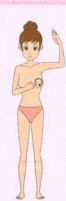

触诊：左手上举或叉腰，用右手检查左乳，以指腹轻压乳房，触摸是否有硬块，有无触痛。由乳头开始做环状顺时针方向检查。

早治疗：活血化瘀很重要

若自我检查到乳房有肿块，最好去医院乳腺科进行复检，然后充分重视积极治疗，以防后患。中医一般建议吃逍遥丸、乳安片或小金丹，注意平时不吃刺激性食物，并保持心情愉快。我的建议是除了药物治疗外，平时可以多吃一些行气通络、化瘀散结的丝瓜、南瓜、海带及一些藻类食物。

尿失禁，小心亏虚所致的子宫脱垂

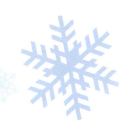

孕妇和产妇大多有过这样的经历：打喷嚏或剧烈咳嗽时会"尿失禁"，让人非常尴尬。这是随着胎儿的下降，压迫子宫下垂所致，一般会随着孕期或哺乳期的结束而逐渐消失。如果孕产过后一年你仍然有这种尴尬，同时还伴有腰酸背痛、小腹下垂等症状，这多半就是盆底肌无力所致。在治疗上可从健脾和固肾两方面入手。

提肛抬臀，运动固肾效果佳

肾阳不足会引起盆底肌无力、尿失禁，患者多伴有腰酸腿软、头晕耳鸣等症状。两个简单的动作可以锻炼盆底肌力量，从而缓解症状。

第一步 跪膝俯卧练习法。患者俯卧于床上，双手屈肘于头部两侧，两腿自然分开跪起，用膝盖支撑，大腿与床垂直。每日早、晚各练1次，每次5~20分钟（图①）。

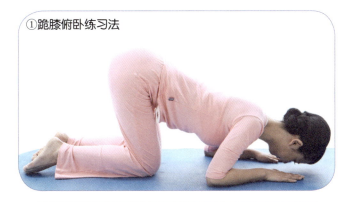

①跪膝俯卧练习法

第二步 仰卧收腹提肛练习法。患者仰卧于床上，双手将臀部垫高，做提肛运动，坚持15秒左右，放松10秒，如此反复。每日早、晚各练1次，每次5~20分钟（图②）。

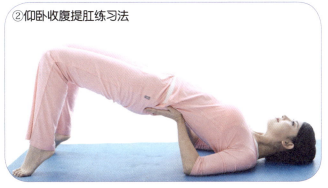

②仰卧收腹提肛练习法

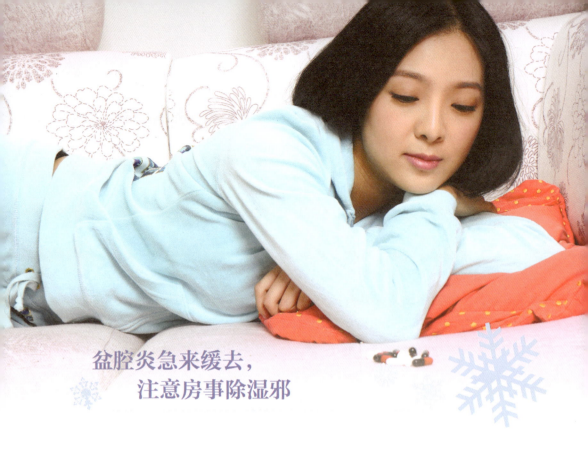

盆腔炎急来缓去，注意房事除湿邪

一位结婚刚满一年的女士来找我，说自己月经紊乱，经血量多，有时还会出现血样白带，并伴随有低烧的情况发生。之前在妇科看过，诊断为盆腔炎，但开了口服药和输了几天液，效果不明显。因为近期计划要宝宝，让我帮忙用中药调理下身体。

问诊与脉诊断并配合检查结果看，她确实是患有盆腔炎。中医认为，盆腔炎的病机为经期或产后调摄失当，湿毒及湿热秽浊之邪趁血室正开、胞宫空虚之时内侵所致。这位女士就属于经期调摄失当引起的盆腔炎症，而且婚后半年内采取安全期避孕，经常在月经未彻底干净之前就开始同房，并常有痛感，已经慢慢发展成为慢性盆腔炎，只吃口服药或输液已经不能从根本上解决问题。

这位女士的盆腔炎遇寒后加重，绵绵不休半年多，属于虚寒型盆腔炎，因此我给她开具的是暖宫定痛汤。处方：橘核、荔枝核、小茴香、葫芦巴、延胡索、五灵脂、川楝子、制香附和乌药各9克。用水煎服，每日1剂，日服2次。可暖宫散寒，行气活血，化瘀定痛。

房事不洁是导致盆腔炎的重要原因之一，因此夫妻在房事之前一定要不能忽略个人卫生的处理，也不可在经期未干净之前同房。对于盆腔炎患者，更应该在房事之后及时排尿和清洗。

宫颈糜烂，没有想象中可怕

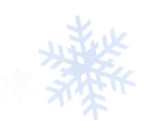

宫颈糜烂听起来非常吓人，实则是一种慢性子宫颈炎，或者称之为宫颈柱状上皮异位。之所以俗称为宫颈糜烂，是因为覆盖在子宫颈阴道部表面的鳞状上皮坏死、脱离，肉眼看上去好像糜烂了一样。

宫颈糜烂的典型症状就是白带多，有异味，这与子宫的局部感染有直接关系。中医认为对于宫颈糜烂这种慢性炎症，只注意卫生是远远不够的，将其归为"湿重"的范畴，但湿重是标，脾气虚是本。脾气虚了，就给寒湿的入侵提供了可能，身体又无力祛湿，日久就成了"湿重"。

所以，宫颈糜烂患者多体寒，白带质地多清稀，这属于寒湿，是虚性的。如果同时还伴有腰部重坠，那显然是因为脾气虚了，不能托住内脏，所以总觉得有下坠感。因此在治疗上要补脾胃之气。

如果是轻度宫颈糜烂，我的建议是吃参苓白术丸。不要只看说明书上的"健脾益气，用于体倦乏力，食少便溏"，它本质是健脾利湿的，治疗"湿重"效果非常明显。尤其是白带清稀、量多的宫颈糜烂患者，这说明你体内湿寒气过重，参苓白术丸最是对症。如果白带发黄，也可以配上清热的中成药，如苍术、黄柏等，或者用菊花泡水喝，还可以养肝明目！

> **暖女人特荐小妙方——按揉商丘穴、三阴交穴**
>
> 宫颈糜烂可每天按揉商丘穴和三阴交穴，每次按揉3~5分钟。脾经的商丘穴是治疗下身淋巴系统炎症的第一大穴，包括阴道炎、宫颈糜烂、尿道感染等问题。日常多吃薏米红豆汤，可祛湿毒。

阴道炎，被湿邪击中的带下病

几乎每位女性朋友都遭遇过阴道炎的苦恼，有的外阴瘙痒难耐，有的白带增多、气味腥臭，有的白带变黄、变红，甚至带血。这就是阴道炎，中医学名"带下病"。女性正常的白带是少量的白色无味的分泌物，如果出现变多（排卵或怀孕期间白带增多除外）、变色、有异味，就是带下病，也就是我们通常所说的阴道炎。

一般情况下，健康女性的阴道对病原体有天然的防御功能，不会出现炎症。但身体受寒后，气血凝滞，经络不通，抵抗力减弱，阴道炎就容易发作。

急性炎症，一般注意下体清洁卫生，或者用消炎药、中药里的清热药就可以解决。但慢性炎症却不然。

慢性阴道炎症，通常表现为白带多、腰部坠痛，平时注意清洁卫生也不能改变症状。慢性阴道炎的内在病因主要是脏腑功能失常，湿从内生所致。清代名医傅青主认为，白带多是因脾虚湿盛所致，所以需要在祛湿的同时健脾，帮助身体抵御感染。

中医将带下病分为肝火型、脾虚型、肾虚型和湿热下注型四种。我推荐穴位贴敷疗法，安全有效还无副作用。

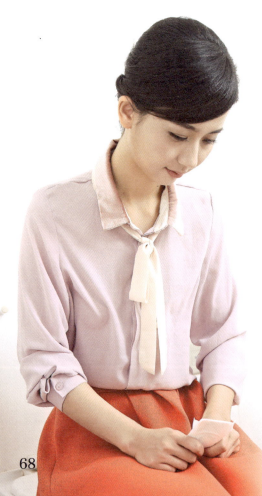

肝火型带下病

【症状表征】白带量多，色黄，有臭味。患者舌苔黄腻，月经周期长。
【材料准备】黄柏、桑白皮各2克，芡实、茵陈各1克，鲜鸡冠花适量。
【选取穴位】神阙穴。
【具体做法】前4药共研成细末，与鲜鸡冠花共捣烂如泥。用时取药泥适量，填于神阙穴，每2~3日换药1次。

肾虚型带下病

【症状表征】白带长期量多，色白，清冷如水，患者多兼有腰膝疲酸、头晕耳鸣等症。
【材料准备】丁香、木香各3克，吴茱萸5克，肉桂2克。
【选取穴位】神阙、命门、肾俞。
【具体做法】上药共研成细末，用时直接将药末贴敷于上述三穴。

脾虚型带下病

【症状表征】带下量多，色白或淡黄，质地稀薄，如清水鼻涕或蛋清状，没有臭味。
【材料准备】醋炙鸡冠花、酒炒红花、荷叶灰、白术、茯苓、陈壁土、车前子各等份。
【选取穴位】神阙穴。
【具体做法】上药共研成细末，用时取药末适量，用酒或米汤调匀成膏状，贴敷于神阙穴。1~2日换药1次。

湿热下注型带下病

【症状表征】白带量多、色黄、有味。
【材料准备】黄柏、桑白皮、干姜、白芍各30克。
【选取穴位】神阙穴。
【具体做法】上药以香油煎枯，去渣，以黄丹收膏，用时取药膏适量，敷于患者神阙穴。

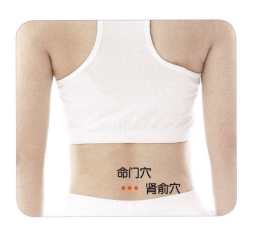
命门穴
肾俞穴

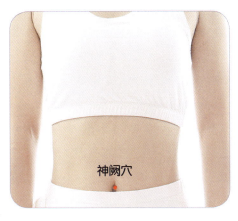
神阙穴

暖养，与小病小痛说拜拜

腰椎疼痛，受寒损肾阳

腰酸腰疼这种情况比较常见，有些人腰疼得像断了一样，好半天直不起来；有些人直腰时发出咯吱咯吱的响声，乍一听好像骨头错位。中医把腰椎病归为腰痹、腰腿疼的范畴，认为此病是由于肝肾气血不足，外感风寒或外伤劳损所致。或者说，肾阳受损是腰疼的重要原因。

腰部受寒伤肾阳

中医认为，肾主骨，生髓造血。如果肾阳旺盛，则骨骼发育良好。肾脏位于人体的腰部，因此一旦腰部受寒，肾阳就会受损，从而引发腰疼，甚至腰椎间盘突出等症。

另外，肝肾亏虚也会影响腰的健康。肝主藏血造血，肝肾亏虚，则骨弱髓减，气血失调。这时候如果外邪侵入体内，就会痰瘀互结，造成经络阻塞。不通则痛，腰疼由此而来。

综上所述，肾阳受损、气血失调、经络阻塞是腰痛的根本原因。因此，在预防和治疗腰椎病上当以温补肾阳、疏通气血、调理气机为主。

未病先防，预防腰疼的小细节

①生活起居 女性一定要注意保暖，特别是在冬春寒湿季节，需要做好腰部的保暖。可经常活动腰部，使腰肌舒展，促进局部肌肉的血液循环。

②饮食调摄 避免过多食用生冷寒湿的食物，即使在夏天，也不宜多饮冰冻的饮料和刚从冰箱取出的瓜果。

腰椎病的中医调养方

贴敷疗法

【材料准备】草乌12克，食盐10克，生姜6克，白酒适量。

【选取穴位】阿是穴（即疼痛点）。

【具体操作】盐研成细末；草乌、生姜同捣烂，与食盐和匀；加白酒适量，下锅炒热成糊状。用时将药糊用布条包好，贴敷于腰疼处，即阿是穴。晚贴晨取，每日1次。

运动改善方

平时多做做腰部肌肉锻炼，可以促进腰部血液循环，预防及改善腰酸腰痛。具体做法如下：

第一步 双足分开，与肩同宽，自然站立，全身放松，意守丹田，双手抬至胸前，手指相对，手心向前胸（图①）。

第二步 双臂轻轻平行向左转动，以腰部为支撑摇转臀部，腿与上身随腰自然摇动。待能很好地站稳后，扭转的幅度可以加大。两肩放松，自然转动。转满8圈后再反方向向右转动8圈，恢复站立姿势（图②）。

第三步 以腰部为中心，前后俯仰屈伸，动作不宜太急太猛。身体前屈时，背略弓起，臀部向后撅。熟练后，前后屈伸的速度可略加快，屈伸幅度可加大。时间约3分钟（图③）。

功效：运动可暖阳。这组动作可以活动腰部肌肉，疏通腰腹部气血，使腰部得到滋养。

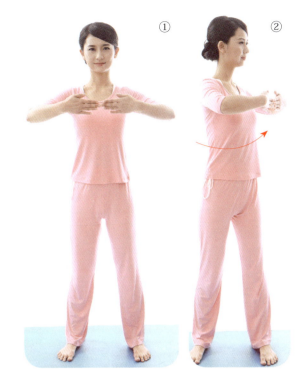

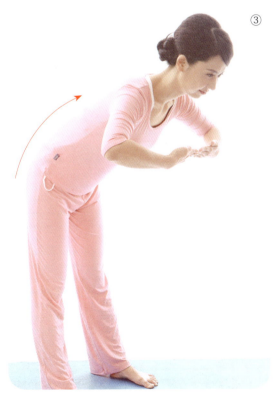

颈椎病，久坐不动加受寒

颈椎病是办公室白领最常遇到的病症，轻则颈背疼痛，脖子酸痛，上肢无力；重则全身无力，头晕恶心，影响日常工作和生活，有些人甚至还视物模糊，心动过速。长期伏案工作不运动是引起颈肩部肌肉僵直的直接诱因，但身体长期受寒是也是其重要原因。

久坐不动加受寒，诱发颈椎病

颈椎病主要青睐于办公室白领、司机等这类长期保持固定坐姿的人，这类人群的颈椎长期处于僵直状态，经络气血不通畅。睡觉时习惯枕高枕头，喜欢躺在床上看电视、看书等，也会牵引颈部肌肉受伤，同样是颈椎病发生的常见原因。

除了上述原因，身体受寒也是颈椎病发生的容易忽视的重要原因。比如长期处于有空调的办公室，尤其是夏季，空调都是低温运行，长期处于这种工作环境下，就算没有感觉到冷，但身体也很容易受寒，没有衣服遮挡的颈部更是首当其冲。

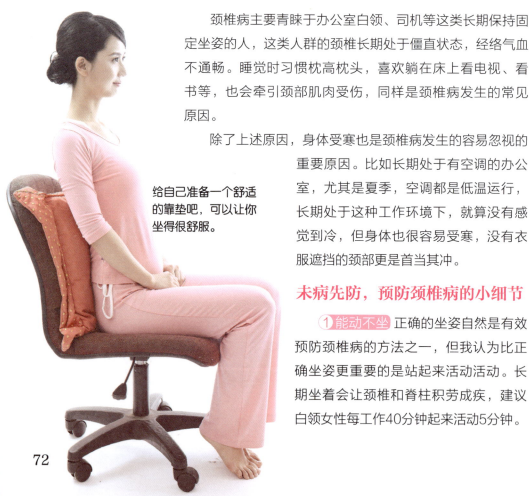

给自己准备一个舒适的靠垫吧，可以让你坐得很舒服。

未病先防，预防颈椎病的小细节

1 能动不坐 正确的坐姿自然是有效预防颈椎病的方法之一，但我认为比正确坐姿更重要的是站起来活动活动。长期坐着会让颈椎和脊柱积劳成疾，建议白领女性每工作40分钟起来活动5分钟。

②坐就坐得很"舒服" 患颈椎病的朋友有一个普遍现象：只坐椅子的前半部分，颈部向前屈向电脑或书本位置。颈部和脊柱长期处于这样姿势，自然容易紧张酸痛。建议坐得舒服一些，坐下时臀部最好能把椅子坐满，让腰背部完全紧贴着椅背。如果你的椅子太深，可以找一个舒适的靠垫，靠垫也要和腰椎完全贴合，从而减少对颈部和脊柱的压力。

③桌椅"亲密接触" 如果你的工作经常使用电脑，那么我建议你把椅子拉近桌子一些，让桌椅"亲密接触"一下，让眼睛与电脑的距离相距50~70厘米，这样可以避免"弯腰驼背"，减少对颈椎的压迫感。

颈椎病的中医调养方

颈椎病属于常见病也属于慢性病，颈肩操、按摩、牵引等各种治疗方案虽然有效，但不改变坐姿不佳等生活习惯，过段时间就会复发。另外，从根本上驱除寒气是颈椎健康的重要保障。我介绍一种简单有效的中医调养方。

热敷丹参归芍颈肩液

【材料准备】白芍30克，丹参、当归各20克，制乳香、制没药各15克，甘草10克，葱须3根，米醋1000毫升。

【制作过程】以上诸药摘净，分别用若干块"5厘米×5厘米"的纱布包好，与醋同煎30分钟备用。

【选取穴位】大椎穴、阿是穴

【具体做法】待药液冷却至45℃左右，取出纱布块外敷于大椎穴和阿是穴，纱布冷了就换。

【用法提示】每次热敷30分钟，每日2次，10天为1个疗程。

【功效功用】热敷法不仅可以更好地改善颈部、肩部血液循环，缓解肌肉痉挛，消除肿胀，还可以通过药物的走窜效果直抵经络内部，从而事半功倍，减轻症状。

取穴方法一点通：大椎穴位于颈部后端第七颈椎棘突下凹陷处。取穴时，让患者正坐低头，用手摸颈后最高隆起就是第七颈椎，其下凹陷处便是大椎穴。阿是穴即疼痛点。

正确喝水也能缓解颈部酸痛

时不时颈肩酸痛，怎么缓解这种疼痛呢？其实几步简单小动作就能缓解颈椎痛。

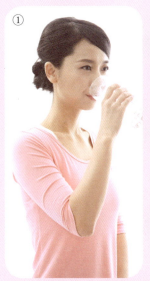
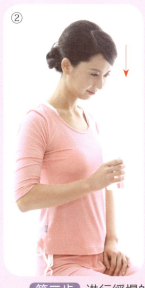
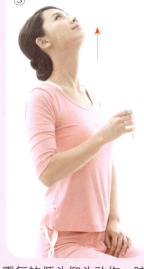

第一步 颈椎痛时缓慢饮下2杯水，因为水可以稀释血液，避免血管阻塞（图①）。

第二步 进行缓慢的、重复的低头仰头动作，脑袋尽量向后仰，每次后仰10秒钟，连续做5分钟。这样做的目的是让气血回流至颈椎，使颈部活动得到润滑（图②、图③）。

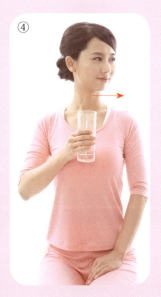
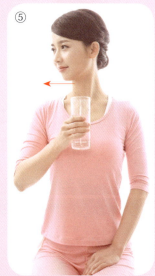

第三步 进行缓慢的、重复的左右转头动作。颈椎间盘前端与脊椎韧带相连接，这样做有助于改善颈椎关键的活动能力，还可以使颈椎间盘回归到正常位置（图④、图⑤）。

肩周炎由寒湿致，最应除湿散寒

夏季一到科室，我的第一反应就是先调高空调温度。次数多了，年轻的女孩子们开始说："秦主任，您为什么老调高空调温度？您不觉得刚从炎热的室外来到咱们科，一阵冷气扑面而来，特别凉爽舒服吗？"但图一时的凉爽舒服，会对健康埋下很大的隐患，比如说肩周炎。

肩周炎主要症状为颈肩持续疼痛，患侧上肢抬高、旋转、前后摆动受限，遇风遇冷感觉有沉重隐痛。轻则胳膊一动就痛，梳头、穿衣、举高都有困难；重则疼痛难忍，彻夜不眠。

风寒湿邪侵袭是肩周炎发生的根本原因

虽然肩周炎好发于中老年女性朋友，但其实肩周炎无关年龄，只和肩膀受寒程度相关。

临床案例发现：风、寒、湿的侵袭是发生肩周炎的常见诱因。我在前面章节中讲到过，颈肩部是人体上部最容易受寒的部位。当肩部受到风寒湿邪的侵袭时，肩部寒凝气滞，气血瘀滞，其代谢废物不易排除，刺激于肩部，久而久之就发展成为肩周炎。

> 肩周炎好发于50岁的中老年朋友，是因为人至中年，气血渐衰，肾气不足，若汗出当风、睡卧露肩、经常吹空调冷风，即风寒湿外邪侵入，就更容易造成经络阻滞，气血不和，筋屈不伸而出现疼痛和关节活动功能受限。

预防肩周炎的小细节

既然风寒湿邪的侵袭是肩周炎发生的根本原因，那么预防肩周炎就应该从预防这"三邪"入手。

① **预防风邪** 夏季白天在空调屋，要穿上空调衫盖住肩头，避免肩部直吹空调；晚上睡眠时尽量不吹空调，或者将空调或电扇调成睡眠模式；春秋多风季节，睡觉前关窗或适当关小窗户，避免汗出当风。

② **预防寒邪** 除了避免空调直吹肩头外，骑电动车、摩托车上班的朋友注意肩部和颈部保暖，尤其是秋冬女性一定要带围巾、围脖等，避免颈肩部受寒。

③ **预防湿邪** 除了居住环境尽量干燥向阳外，容易肩膀酸痛或体内湿气重（明显特征就是大便黏稠，容易粘到马桶上不易冲走）的朋友，可以适当多吃黑豆、红豆、薏米等去湿利水的食物，也可以多食牛肉、羊肉、核桃、韭菜等具有温经散寒作用的食物。

肩周炎的中医调养方

拔罐：肩井穴

【选取穴位】肩井穴。

【取穴原理】肩井穴"主肩背痹痛，臂不举"，刺激肩井穴，可疏通颈肩部的血脉，对肩膀受风引起的疼痛有很好的调理作用。

【具体操作】拔罐前，先在肩井穴涂抹红花油，再用火罐进行吸拔，留罐10分钟。

位于大椎穴与肩峰连线中点，肩部最高处。

大椎穴　肩井穴

肩井穴

轻松取穴一点通

足浴：当归干艾汤

【药材配方】当归、伸筋草、透骨草、干姜、艾叶各50克。

【具体做法】将以上药材一并研成粗粉末，然后用干净纱布袋封装好，置于锅内，加水煮沸。沸腾20分钟后将药液倒入足浴盆，药液量以能覆盖双脚脚踝为宜。温度适宜时浸泡双脚，足浴盆持续加温，保证适宜的温度。每天浸泡30分钟，装有药渣的纱布袋可敷于肩痛处。每剂中药可用3天，5剂为1个疗程。

【功效功用】当归可补血活血，伸筋草具有祛风散寒、除湿消肿、舒筋活血的功效，透骨草可舒筋活络、祛风胜湿、活血止痛、软坚消痞，干姜具有温中散寒、回阳通脉的功效，艾叶归肝、脾、肾经，可散寒止痛。

食疗：桑寄生当归蛋茶

【材料配方】桑寄生30克，当归5克，鸡蛋1个，红糖适量。
【具体做法】鸡蛋煮熟、去壳，然后与桑寄生、当归一起放入锅中共煮，最后加红糖调味即可。
【功效功用】喝汤吃鸡蛋，可补肝肾、养气血、强筋骨、祛风湿，适用于老年人气血瘀滞型、肝肾亏损型肩周炎。

捏揉肩峰

肩膀酸痛时，不妨请家人或同事帮你捏揉一番。具体做法：五指用力拿捏，从颈部向两边开始按，可以重点按压肩井穴（位于乳房正上方与肩线交接处，即肩部最高点）。如果再用空心拳捶捶后背，效果会更好，可舒活肩部气血，缓解肩膀酸痛的症状，如图①、图②所示。

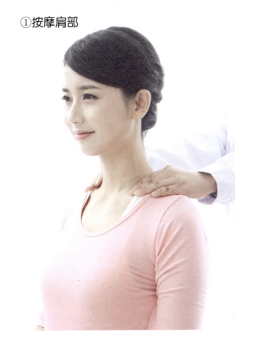

①按摩肩部

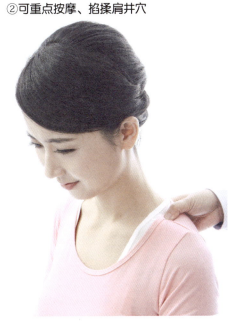

②可重点按摩、掐揉肩井穴

风湿性关节炎，关节部位变冷了

有人说，风湿性关节炎患者对天气的敏感度比"天气预报"还准。天气变凉、阴雨之前，关节疼痛就会加重；如果天气转暖或晴好，症状就会减轻。风湿性关节炎患者之所以能成为天气的晴雨表，是因为其病的发病原因是寒冷和潮湿。

风湿由寒起，遇潮遇冷就加重

不通则痛，为何"不通"？多是体内湿寒较重，痰结互积，导致不通。也就是说，中医认为所有的疼痛，大多是由寒冷和潮湿所引起的，风湿性关节炎就是其典型代表。因此，在预防和治疗风湿性关节炎时，祛风散寒是关键。

预防风湿性关节炎的小细节

①**居住环境选择** 避免久居潮湿之处，尤其是有关节疼痛的朋友，要尽量居住在南北通透、地处阳面的房间。

②**注意身体保暖** 尤其是关节处要注意防寒保暖，冬天骑单车、电动车时注意佩戴护膝等；平日注意气候变化，谨防呼吸道感染；关节疼痛时，可用热水袋热敷或贴暖宝宝取暖。

③**饮食调摄** 平时多吃健脾利湿和清热解毒的食物，比如薏米、山药、丝瓜、马齿苋等，忌食过酸、过咸、过甜的食物，以及鱼、虾、蟹等海鲜类食物。如果关节疼痛，根据医生建议可在食材中添加通络祛风止痛的药材，比如羌活、当归、防风、独活等。

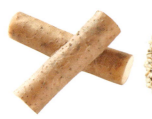
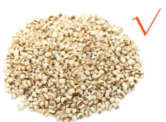
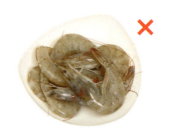

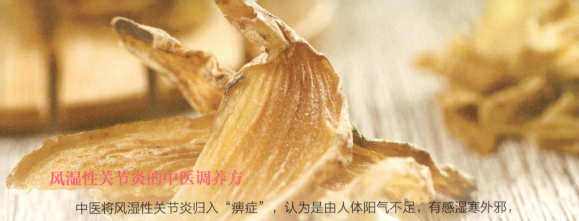

风湿性关节炎的中医调养方

中医将风湿性关节炎归入"痹症",认为是由人体阳气不足,有感湿寒外邪,从而阻滞经络,痹阻气血,使气血运行不畅所致。因此,中医治疗此病通常以祛风散寒、解痉通络、活血化瘀为主,同时温肾助阳、扶正固本。

归芪乌蛇汤,祛湿除痹又活血

【药材配方】当归15克,黄芪25克,薏米50克,红枣(去核)6枚,乌蛇肉200克,生姜、盐各适量。

【具体做法】将当归、黄芪、薏米、红枣分别洗净;乌蛇肉洗净,切成小块。把以上全部用料放入砂锅内,加入适量清水,大火煮沸后,改用文火煲2小时,调味即可。

【功效功用】饮汤吃肉,每天1剂。可补气益血、祛湿除痹。适用于慢性风湿性关节炎所致的关节疼痛、活动不便者。

湿敷:关节烟酒散

【药材配方】鲜烟叶、松香粉、高粱酒各适量。

【选取穴位】阿是穴(即疼痛处)。

【具体做法】鲜烟叶捣烂绞汁,与松香粉混合,晒干,用时用高粱酒调匀,涂于干净的布上,将涂有药物的布条贴敷于疼痛的阿是穴。晚贴晨取,每日一换,7天为1疗程。

【功效功用】通络祛瘀,温阳益血,治疗风湿性关节炎效果较显著。

运动改善方

适当减少关节活动,如跑步、登山、爬楼等,尽可能地让关节得到休息,以利于关节的修复。但同时也要应适当锻炼,不能久坐不动。在下一章"办公室的微运动"(见第146页)中,有一节"腿部运动"比较适合风湿性关节炎患者。

感冒不用慌，祛寒可以防

一年四季，谁都避免不了出现感冒问题，轻则鼻塞、流鼻涕、打喷嚏、咽干、咽痛；重则发烧、四肢无力、头晕脑涨。对于轻度的普通型感冒，多喝水，几天后会自愈；对于重度感冒，需要对症服用药方或者打针输液。那么，我们为什么会感冒？怎么预防和治疗感冒呢？

感冒=cold，论感冒与寒气的关系

"感冒"在英文中为"cold"，西医认为感冒因寒而生。很多人在感冒时常常感觉身体发冷，穿再多也无济于事，这是因为寒冷的感觉来自身体深处。所以说，外感风寒之邪，是导致感冒的重要原因之一。

感冒后，会出现鼻塞、打喷嚏、流涕的症状。这是由于感冒病毒由呼吸道侵入人体使人感冒后，在鼻腔活动使鼻黏膜肿胀，分泌出较多的分泌物，从而帮助人体把死掉的病菌自然地排出体外。

外感风寒是导致感冒的重要原因之一。

防寒是预防感冒的第一步

有人说，秋冬季预防感冒是注意保暖，夏季应该预防暑热感冒吧。实则不然，其实夏天的感冒大多数也是受寒引起的，或者说外感寒邪是主要的诱因之一。其中一个主要原因是室内外温差太大，大家普遍嫌热贪凉，喜欢冰凉爽口的食物，从而导致寒邪入侵引发感冒。这个感冒实际上还是着凉了，或者温度降低引起的感冒。所以，无论哪个季节，防寒是预防感冒的第一步，而感冒痊愈的过程也是寒气排出的过程。

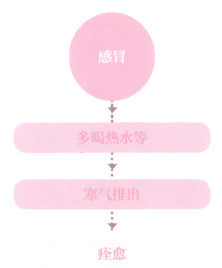

感冒的中医调养方

既然寒气是造成感冒的一个重要原因，那么在感冒的调理上，自然要围绕寒气的排出进行治疗。发汗解表的中药验方、刮痧、拔罐、足浴等都是祛寒的常见中医调养法。包括多喝热水，也有利于驱散寒气，缓解感冒症状，提高身体免疫力。

风寒感冒调养

【症状表征】身体畏寒怕冷，发热较轻，鼻塞或流清涕，头痛身痛，咳嗽吐稀白痰，口不渴或渴喜热饮，苔薄白。

【生姜红糖水】用3~4片生姜加1大勺红糖煮水喝，煮10~15分钟即成，1日2~3次饮用。

【功效功用】对于因受凉而患的风寒感冒效果最佳。如果伴有咳嗽，可加5~6瓣大蒜；如果伴有发热，则可加2~3段葱白。

风热感冒调养

【症状表征】身热口渴，发热较重，鼻塞或流黄涕，头胀痛，有汗，咽喉红肿疼痛，咳嗽痰黏或黄，舌尖边红、苔薄白微黄。

【选取穴位】大椎穴、风池穴、合谷穴、曲池穴、尺泽穴、外关穴。

【具体操作】刮拭前先在需要刮痧的穴位涂抹适量刮痧油，然后刮痧。先刮头部风池穴，再刮颈部大椎穴，然后刮拭上肢内侧的曲池穴、尺泽穴，最后刮外关穴、合谷穴。

轻松取穴一点通

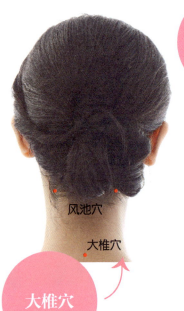

风池穴 位于后颈部，在脖子与发际的交接线各有一凹陷处。

合谷穴 第一、第二掌骨间，第二掌骨桡侧中点。

大椎穴 颈后第七颈椎棘突（低头最高隆起处）下方凹陷处。

尺泽穴 肘横纹中，肱二头肌腱桡侧缘。

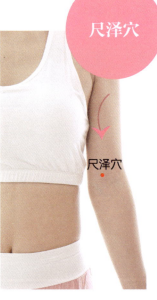

外关穴 前臂背侧，掌腕背横纹上三横指处。

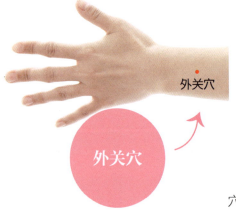

曲池穴 肘横纹外侧，屈肘时尺泽穴和肱骨外上髁连线中点。

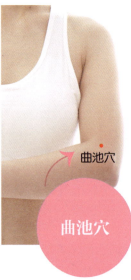

咳嗽痰多，多是寒气阻碍水液运行

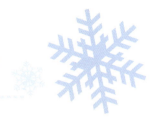

咳嗽是人体清除呼吸道内异物的一种保护性呼吸反射动作。偶尔的咳嗽是机体的自我保护，是防止"病从口入"的第一道屏障。如果长期剧烈咳嗽可就不好了，可能会导致呼吸道出血。下面我们来了解一下咳嗽的病因病机。

咳嗽如果超过3周都不见好转的话，应到医院检查肺部X光片、肺功能及支气管激发试验，以揪出病因，对症治疗。

寒气造成水液运行障碍，是造成风寒咳嗽的根本原因

寒气会造成水液的运行障碍，引起痰饮的积结，其表现为咽痒，咳嗽，吐出较稀薄的白痰。这在中医上称为风寒咳嗽，是最常见、最典型的咳嗽类型。

在我接诊的案例中，很多女性患者都说，白天还好，一到晚上就会咳嗽个不停。这是怎么回事呢？中医认为"日咳心中有火，夜咳背上有寒"。所以晚上咳嗽，多半是因为寒气太重造成的。干咳不停，痰液为稀薄的泡沫状，也是寒咳，宜多喝冰糖梨水。

冰糖梨水的做法大部分朋友都会做，我这里只提醒两点：一是建议选用比较硬质的红梨或鸭梨，这两种梨止咳化痰的效果更好；二是梨洗净可不用去皮，但要去掉梨核，以免水有涩味。

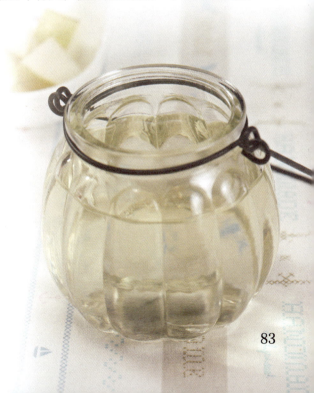

预防咳嗽的小细节

① 平时多喝热水。喝水是最好的补养，喝温热的开水可以加速身体的

新陈代谢，增强机体免疫力。

②避免受冻受寒。寒咳占咳嗽的80%左右，因此女性朋友一定要注意防寒，夏天还要避免淋雨。

③忌烟酒和刺激性食物。喜欢抽烟喝酒的人最容易咳嗽，所以女性朋友不仅要自己戒烟酒，还要尽量避免吸二手烟。

④平时多吃白色食物。白色入肺，预防咳嗽也宜多食白色食物，比如大豆及其制品、大蒜、梨、白萝卜、杏仁、百合、银耳等。

风寒咳嗽的中医调养方

中医认为，有声无痰为咳，有痰无声为嗽，但一般患者均为痰声并见，所以后来都统称为咳嗽。鉴于本书以暖为主，这次只介绍风寒咳嗽的中医调养方。

生姜蒜糖水

【症状表征】咳嗽声音重，咽痒，痰为稀薄白色泡沫状，多鼻塞、怕冷，舌红苔白。

【具体做法】在生姜红糖水里加5～6瓣（小儿减半）大蒜一起煮，要用小火煮10分钟即可。

【功效功用】祛寒化痰效果佳，非常适合早期风寒咳嗽患者。

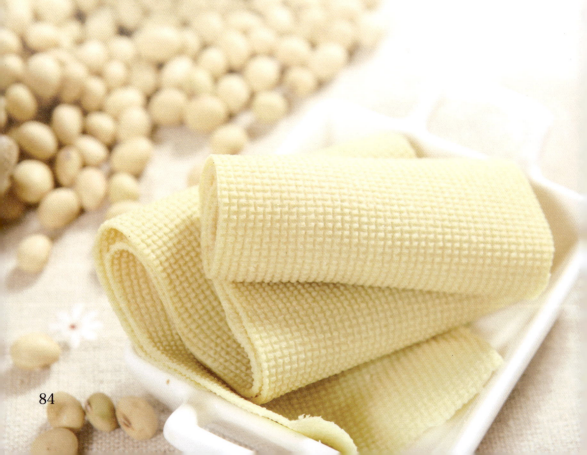

拔罐祛寒又镇咳

【选取穴位】大椎穴、风门穴、肺俞穴。

【取穴原理】这是治疗风寒咳嗽的要穴,通过拔罐对穴位的物理刺激,能祛寒镇咳,对于风寒咳嗽治疗效果最好。建议每次拔罐15分钟,一日1~2次,3~5天便有很大改善。

轻松取穴一点通

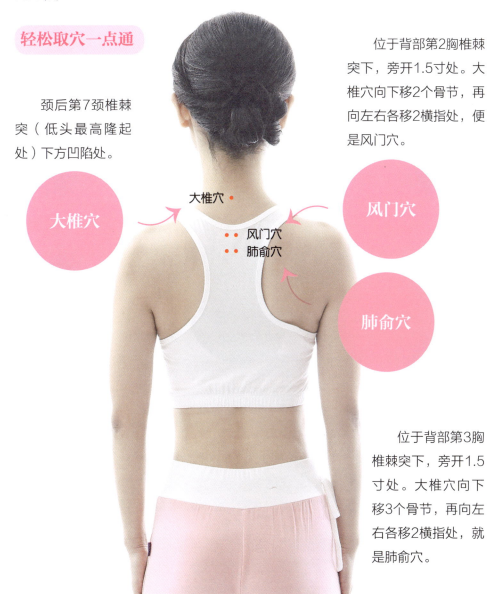

颈后第7颈椎棘突(低头最高隆起处)下方凹陷处。

大椎穴

位于背部第2胸椎棘突下,旁开1.5寸处。大椎穴向下移2个骨节,再向左右各移2横指处,便是风门穴。

风门穴

肺俞穴

位于背部第3胸椎棘突下,旁开1.5寸处。大椎穴向下移3个骨节,再向左右各移2横指处,就是肺俞穴。

反复腹泻，脾胃受寒是诱因

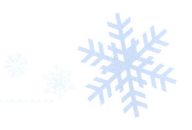

我有个朋友经常拉肚子，她每次都吃几片氟哌酸了事，也不当回事儿，美其名曰"排毒减肥"。我叮嘱她不可放任腹泻，偶尔出现一两次拉肚子自然无碍，但是如果经常腹泻，对身体危害极大。严重的腹泻可引起脱水和体内电解质紊乱，危及生命也绝不是危言耸听。

脾胃受寒，吃东西就容易腹泻

大家普遍认为，吃坏东西是拉肚子的主要原因。这个"坏"其实有一部分就指寒，或者说脾胃受寒是引起腹泻的重要原因之一。用中医的观点来论述，腹泻多因饮食不节，损伤脾胃。饮食不节，包括饮食寒凉、暴饮暴食或饮食杂乱，给脾胃造成损伤，导致肠道紊乱，自然就出现了腹泻。其中脾胃受寒，是引起腹泻的重要原因。

预防腹泻的小细节

①**养成良好的饮食卫生习惯** 尽量在家吃饭，饭前便后要洗净双手；多吃熟食，勿食或尽量少食生冷的食物；外出就餐一定要注意饮食卫生，少吃或不吃路边摊。

②**少吃生冷食物** 我发现85%以上的腹泻患者，直接诱因就是把冰箱里的食物拿出即食。冰箱里的食物，拿出来后必须要在室温晾15分钟左右再食用；从冰箱取出的粥、熟肉或菜，要二次加温煮沸后方可食用。

③**注意餐具的清洁消毒** 碗筷要及时清洗、晾干，菜刀、案板、豆浆机等也要及时清洗、消毒，避免因病菌感染产生的腹泻。

④**注意保暖** 应根据天气变化来增减衣服，必要时可随身穿着护腹的衣物。

⑤**多锻炼身体** 增强体质，并保持充足的睡眠和丰富的营养，有助于预防肠道传染病。

腹泻的中医调养方

腹泻多因脾胃受寒所致,因此要避免食用生冷油腻食物,注意保暖是关键。对于轻微的腹泻,我的建议是多喝热水来温暖肠胃。如果腹泻比较严重,比如一天拉肚子超过5次,先去医院,做个"便常规"检查,经过医生确诊后,排除细菌感染,可以根据自己的便利条件试试下面的方子,都是在临床实践中很有效的方法。

食疗方之红糖煮红豆

【食材准备】红豆50克,红糖适量。
【具体做法】将红豆提前泡发2小时,然后和适量红糖一起在清水中煮,大约煮30分钟,2碗水变为1碗水时,红豆变软出花即成。
【功用功效】喝汤吃豆,可暖肠缓泻。

足浴方之橘叶姜芽

【药材配方】鲜橘叶、生姜、炒麦芽、炒谷芽、焦山楂、诃子各30克。
【具体做法】将药材洗净,放入药罐中,加清水适量,浸泡5~10分钟后,水煎取汁,放入浴盆中。温度合适后足浴,每次15~20分钟,每日2次,每日1剂,连用2~3天。

按摩止泻有奇效

【选取穴位】天枢穴。
【标准定位】天枢穴位于肚脐两旁3横指宽处,左右各有一穴。
【具体做法】排便后,取坐位或仰卧位,用双手食指和中指的指端,慢慢深压住肚脐左右两边的天枢穴,约按压10分钟后,再慢慢抬起按压的手指。一般按压一次就可以缓解腹泻。

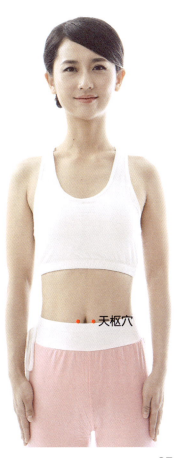

天枢穴

便秘，身体太凉，排便不畅

常言道："十男九痔""十女九秘"。在我接诊的患者或认识的朋友中，很多女性朋友都有不同程度的便秘。便秘，简单来讲，就是大便干燥，排便存在障碍，要么好几天不大便，要么排便困难，甚至出现便血等症状。

身体受凉，人就容易出现便秘，因为人体所有脏器都是因"热"而动。便秘的朋友可以摸摸自己的腹部，是不是发凉？寒邪造成肠部工作效率低下，排便困难。

便秘并不单纯是长时间不排便，每个人的排便习惯不同，有的人2~3天排便一次，但并无排便困难或不适，不能称之为便秘。

为什么会便秘？便秘与寒气的关系

说起便秘的原因，不外乎有三：体寒、摄入的膳食纤维或水分不足、运动量不足。当然，总是忍着不上厕所、精神压力大、作息不规律等也是重要原因。但根据我多年从事中医的经验来看，寒气是便秘的主要病因之一。我们可以用一个简单的流程图来解释一些体寒与便秘的关系。

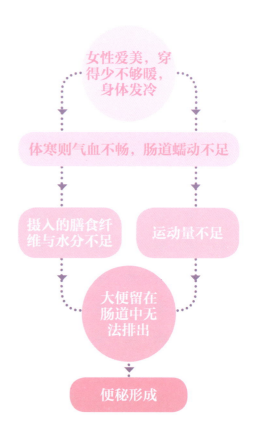

肠道是由自主神经控制的，当我们的身体太凉，大脑就会认为机体处于一种"非常状态"，抑制肠道的活动，于

是就有了便秘。所以，我还是建议女性朋友们不要为了美丽，穿得"冻人"。

预防便秘的小细节

便秘不仅是危害身体健康的危险因子，还会造成面部长斑、长痘、暗黄无泽等皮肤问题。为了美丽和健康，女性朋友一定要掌握预防便秘的小技巧。

① **慎吃或少吃寒凉食物** 一般认为便秘时喝冷水、牛奶，吃生蔬菜、香蕉有助于通便，但这些都是阴性食物。肠是因寒凉导致功能低下，吃这些食物只会适得其反。这时，要吃热性且富含膳食纤维的阳性食物。

② **多吃产生气体的阳性食物** 阳性食物一般指产于北方的硬性食物，比如豆类。豆类是我大力推荐的非常适合女性朋友的理想食物，不仅可以产生气体，改变便秘，还可以增加雌激素，有美容的效果！此外，黑芝麻也是富含铁的能暖体的阳性食物。

	特征	食物代表
阴性食物	柔软易食，口感好	莴苣、生菜、油麦菜等叶类蔬菜，奶油、蛋糕、面包等甜腻食物，橘子、菠萝等含水分多的食物等
阳性食物	坚硬，不经烹制很难食用	胡萝卜、洋葱等根类植物，生姜、韭菜、胡椒等辛味食品

便秘的中医调养方

葱白敷脐，温中散寒通肠便

寒性体质患便秘，主要是因阴寒内盛、凝滞胃肠所致。"寒者热之，热者寒之"，因此对于这种寒性便秘，可用葱白敷脐方。即取连须葱白3根，捣烂成糊，敷于肚脐，覆盖纱布和胶布，然后在上面用热水袋热熨。每日1~2次，每次热敷30分钟，连用数日。可温中散寒，通便润肠。

人体自有"开塞露"，按按手指可通便

点按胃反射区

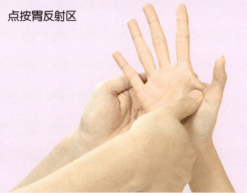

第一步 点按或按摩手部胃反射区3~5分钟，手法由轻到重，逐渐用力，以局部出现酸胀、痛感为度，按摩速度以每分钟50~100次为宜。

按揉肝反射区

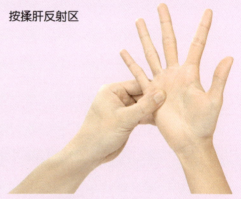

第二步 点按或按摩手部肝、脾反射区3~5分钟，至局部出现酸痛感为宜，手法应均匀、柔和、有渗透力。

掐揉大肠点

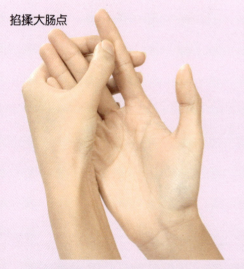

第三步 拇指指端掐揉或用牙签点按手部大肠点，持续3~5分钟，力量适中，注意避免损伤皮肤。

点按商阳穴

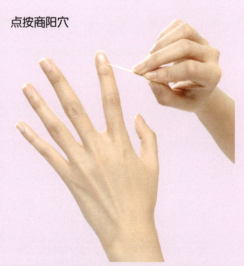

第四步 用拇指指端掐揉或用牙签点按内关穴、合谷穴、商阳穴各1分钟，逐渐用力，以局部有酸胀感为宜。

过敏打喷嚏，是身体排寒的自然反应

有些人一到春天或秋冬交际时期，鼻子就发痒，好像有虫子爬过一样，会连续打十几个喷嚏。打喷嚏一般是感冒的症状，但这些人只是打喷嚏，并没有发烧、咳嗽、流涕等其他感冒症状。这种情况多半是因为过敏。

有些人是季节性过敏，有些人是花粉过敏，也有些人是动物毛发过敏，但统一的反应都是打喷嚏。过敏打喷嚏，直接诱因是接触到过敏源。

过敏也是体寒之过

由过敏性疾病引发的打喷嚏、流眼泪、流鼻涕甚至出湿疹等症状，是身体借助花粉、螨虫、室内尘埃等过敏源将体内多余水分排出体外的反应。

而体寒是引起过敏的重要原因，过敏的过程也是体内排出寒气的一个过程。因此，治疗过敏，可以通过喝姜茶、泡半身浴、汗蒸等方式促进寒气的排出。

发汗排寒除过敏

大葱姜汤祛寒除过敏

连须大葱2~3段，生姜3~5片，冰糖少许，以上材料熬水喝（煮10~15分钟）。大葱有活血、发汗、利尿的作用，还具有增强白血球，抑制过敏引发的过度反应的功效。

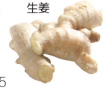
生姜

汗蒸桑拿治过敏

对于体寒引起的过敏，汗蒸或桑拿都是很不错的防治方法。随着体内寒气的消失，这类过敏也会慢慢根治。需要注意的是，桑拿的温度一般为60~70℃，建议蒸桑拿时间以5~10分钟为宜。汗蒸的温度则在42~45℃之间，科学汗蒸时间为40~60分钟。

贫血，脾胃虚寒是病因

由于特有的生理特征，很多女性都存在不同程度的贫血。贫血，是指体内红细胞少、血红蛋白量低。轻度贫血只是面白舌淡，皮肤干皱，发枯易脱；重则容易食欲不振，头晕眼花，心悸气短。

在中医理论中，并没有贫血这个词，它属于"血虚"的范畴。中医认为，血滋生于脾，根源于肾，脾胃虚弱、肾精不足都会引起贫血。也就是说，女性贫血，多因脾胃虚或肾阳不足。

脾胃虚寒导致其统血功能失调

人体是恒温的，里面的脏腑宜暖不宜寒。脾胃一旦受寒，胃液分泌受到影响，肠道的蠕动消化功能就会减弱，则气血生化不足。脾统血摄血，若气血生化不足，则脾统血摄血的功能就不能正常运转。时间久了，机体各脏腑器官、各部位组织的供血受到影响，就形成了贫血。

所以，预防贫血要从养护脾胃开始。

预防贫血的小细节

1.女性平时宜多食含铁丰富的食物，如瘦肉、猪肝、蛋黄及海带、发菜、紫菜、木耳、香菇、豆类等。

2.餐后可适量吃些水果，水果中含有丰富的维生素C和果酸，能促进铁的吸收。但若餐后饮用浓茶，铁与茶中的鞣酸结合生成沉淀，影响铁的吸收。

3.多吃养护脾胃、滋阴补血的食物，比如大枣、枸杞、乌鸡等。

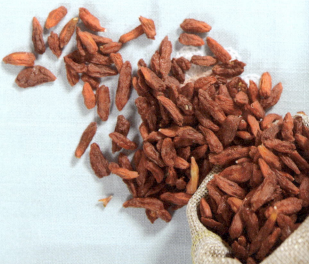

贫血的中医调养方

脾胃虚寒是贫血发生的根本原因。在治疗贫血上，中医自然强调多食具有健脾养胃、养阴补血作用的食材，如阿胶、当归、红糖等。如果用按摩、刮痧、拔罐或艾灸方法，则应选择脾经和胃经上的穴位。

阿胶牛奶饮，补血又养颜

【食材准备】阿胶10克，鸡蛋1个，牛奶250毫升，红糖适量。
【具体做法】鸡蛋打散；阿胶打碎，放入锅中加水用中小火熬煮搅拌，加入红糖，再搅入鸡蛋液，最后倒入牛奶，煮至微开即可。
【功效功用】益气养血，滋补强身。

按揉足三里，改善贫血

【具体做法】用拇指指端或指关节按压两侧足三里穴，每穴每次5~10分钟，按压力度以有针刺样的酸胀、发热感为宜。
【功效功用】足三里穴时胃经的主要穴位之一，按摩此穴能补脾健胃，改善贫血症状。

按揉足三里穴

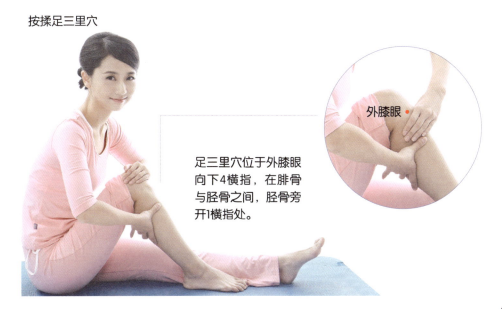

足三里穴位于外膝眼向下4横指，在腓骨与胫骨之间，胫骨旁开1横指处。

胃胀、恶心、呕吐，原来都是寒气在作祟

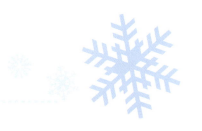

在人体的五脏六腑中，肠胃属于比较娇气的。有时候，我们即便不便秘、不腹泻，也会打嗝、胀气，甚至恶心、呕吐，这些都是肠胃不适的表征（此处排除医生确诊的器质性病变）。为什么会这样？都是寒气在作祟。

寒气作祟，胃胀气，恶心、呕吐随之而来

胃经和大肠经是位于身体正前面的经络。也就是说，当我们迎风走路时，肠胃首当其冲承受受凉风寒气。当寒气入侵时，肠胃就会出现不适的症状，最常见的就是胃胀气、打嗝。如果这时候及时饮用热水和取暖，会缓解症状。如果还是不加注意，就会出现恶心、呕吐等。我们可以这样理解：与水液代谢障碍有关的疾病（如呕吐），多与寒气有关。

排出寒气，症状全消

既然寒气是导致胃胀气、恶心、呕吐的一个重要原因，那么当身体出现这种症状时，最好的策略是先到医院确诊，确诊后休养生息，让身体集中能量将寒气排出体外。下面几个小方法可以更好地排出肠胃寒气。

①**胃寒胀气喝点桂圆红茶** 桂圆干5~6颗，红茶3~5克，红糖适量。桂圆干剥皮，和红茶、红糖一起用热水冲泡，约3分钟后趁热饮用。1日内多次饮用，直至胃胀气消失。

②**胃寒恶心就饮紫苏汁** 取4~5片紫苏叶，切碎放在锅中，再放3~5片生姜片，加入2杯水，煮至水剩一半为止。紫苏叶中的芳香成分——紫苏醛可消除恶心；生姜性暖，可温暖胃部，促进胃部蠕动，将水分和有害物质输送到肠道中，胃部会感觉轻松。

③**胃寒呕吐不妨试试半身浴** 其实无论胀气、恶心、呕吐，我都建议试试半身浴。因为半身浴后身体微微出汗，可以排出寒邪，升高体温，促进各脏器的代谢功能，从而消除胃胀、恶心。

慢性支气管炎，冬病夏治易除根

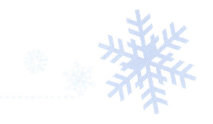

某天大家听到产科护士长咳嗽，她说她的慢性支气管炎又犯了。原因是工作忙碌出汗时吹了几次空调，本来该冬天复发的慢性支气管炎居然在夏末秋初就提前发作了。

寒咳不治"慢支"来

慢性支气管炎以咳嗽、咳痰或伴有气喘等反复发作为主要症状，每年持续3个月，连续2年以上，多于冬季发作。从发病季节来看，该病与天气寒冷相关。我前面讲过，咳嗽、咳痰，多因体内有寒。当寒咳初发作时我们不当回事儿，就会导致年年发作，形成了慢性支气管炎。

慢性支气管炎属于慢性病，最开始只是咳嗽，多为寒咳，如果不及时治疗，就发展成为支气管炎；如果支气管炎还是没有及时治疗，连续三年就可能发展为慢性支气管炎。就像上面这位医院产科护士长，其实她早些年一到冬天就咳嗽，但因为她上班一直很忙，每次咳嗽发作就去药房拿点止咳药，好了就停药。咳得严重了就找内科医生开点止咳化痰的药。从来没有找医生系统检查和治疗过，才发展成了今天的慢性支气管炎。所以，任何小毛病都不要掉以轻心，希望大家尽早彻底治疗。

冬病夏治三伏贴，"慢支"慢调理

当天吃完午饭，我给产科护士长仔细"望闻问切"了一番。知道她在吃清热化痰类药物。她舌红而苔白腻，痰呈白色泡沫状，脉浮而紧，属于伤寒于表，心下有水气。也就是说，此证清热不能治寒，养阴不能化痰。怎么办？其实最好的方法是冬病夏治的三伏贴，分步进行润肺、化痰并温通三焦水寒之邪，治心下水气。只是现在已经是秋初了，我给她开了类似的敷脐方，让她先敷一周，并叮嘱她明年三伏天一定过来贴三伏贴，连续贴三年，应该就会痊愈。

敷脐疗法：复方公丁香散

【材料准备】公丁香0.5克，肉桂、麻黄各5克，白芥子4克，苍耳子、半夏各3克。

【选取穴位】神阙穴（肚脐眼）。

【具体做法】上药共研成细末，过滤去粗后装入干净的瓶中密封备用，用时取药末适量，填入脐中（即神阙穴），外用医用纱布覆盖，再用胶布固定。每隔48小时换药1次，贴敷1次为1个疗程，每疗程间隔5~7天。

冬病夏治：三伏贴调"慢支"

【材料准备】白芥子、甘遂、细辛各30克，沉香、前胡各15克，生麻黄10克，冰片少许。

【选取穴位】初伏：取肺俞穴、定喘穴和天突穴；中伏：取风门穴、厥阴俞穴和膻中穴；末伏：取大杼穴、心俞穴和华盖穴。

【具体做法】先将沉香粉碎，然后同其他药一起共研成细末，过滤后装入干净的瓶中密封备用。用时取适量药粉撒在普通的膏药上，将撒好药粉的膏药剪成小块，按要求贴敷于所选穴位上。每周贴敷3次，21天为1个疗程。

轻松取穴一点通

位于胸部，当前正中线上，即第一肋间隙，胸骨角的中点。

位于人体胸部，即两个乳头之间连线的中点。

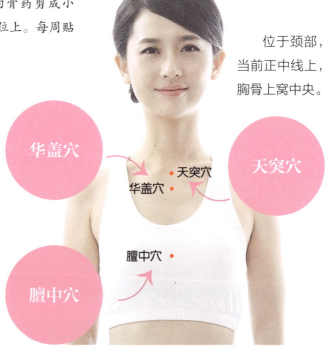

位于颈部，当前正中线上，胸骨上窝中央。

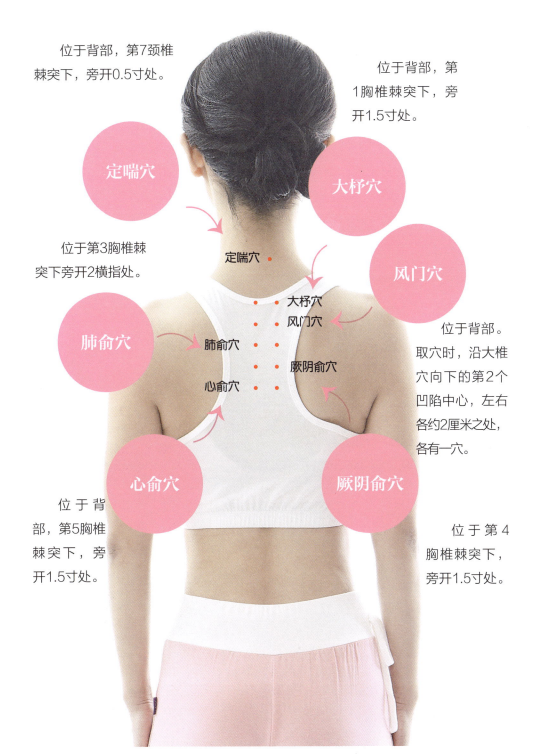

慢性咽炎，身体欠暖

慢性咽炎，是指因抵抗力低下，咽部反复感染引起的咽喉部慢性炎症。患者有咽部不适感、异物感，咽部分泌物不易咳出或有微痛感。

慢性咽炎中最常见的类型就是慢性过敏性鼻炎，多与季节有关，其中冷空气过敏引起的慢性咽炎多发生在秋冬季。中医辨证病属寒邪犯肺或肺气虚寒。

在我接诊的慢性咽炎案例中，因寒邪而致的慢性咽炎不在少数。

空调被广泛使用，虚寒型慢性咽炎日益增多

随着人们生活水平的提高，空调被广泛使用，家庭、公交车、地铁、办公室等，中央空调无处不在。夏季的室内气温简直堪比秋季，因此在夏季，寒邪所致的咽炎也频频发作。这种因空调衍生的慢性咽炎是夏季最常见的寒型慢性咽炎，患者多见于咽部痒痛咳嗽，伴有少量黏痰，咳之不爽，稍感寒邪或疲劳就会发作，吸入空调凉风（寒气）后极易引发咳嗽。对于这类慢性咽炎，治疗和预防就应该从祛寒入手了。

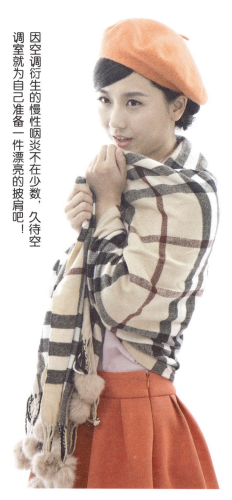

因空调衍生的慢性咽炎不在少数，久待空调室就为自己准备一件漂亮的披肩吧！

预防慢性咽炎的小细节

①慢性咽炎说到底是从急性咽炎开始的，我们要避免急性咽炎的反复发作。因此就要坚持清淡饮食，忌食辛辣、刺激性食物，避免烟酒刺激，保持口腔清洁，适当锻炼提高自身免疫力。

②口咽部最容易受到外邪入侵，因此平时要避免接触过多粉尘、有害气体，少去空气质量差的环境，远离对咽黏膜不利的刺激因素。

③虚寒型慢性咽炎主要是外界温度太低，受寒所致，因此夏季上班，在空调室内最好穿上空调衫或外套，避免受寒。同时在空调室要多喝热水，适当运动，增加体温以抵抗寒气入侵。

慢性咽炎的中医调养方

按摩足部反射区

第一步 用按摩棒推压肺和支气管反射区，手法由轻渐重，以出现胀痛感为宜，重复30次（图①）。

第二步 用拇指指腹推压喉头、气管、胸部淋巴腺反射区，以出现胀痛感为宜，重复30次（图②）。

第三步 用单手拇指及食指捏揉扁桃腺反射区，以出现胀痛感为宜，重复30次（图③）。

第四步 用拇指指腹或按摩棒按揉上、下身淋巴结反射区各50次（图④）。

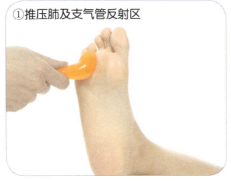

①推压肺及支气管反射区

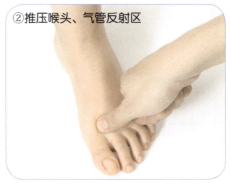

②推压喉头、气管反射区

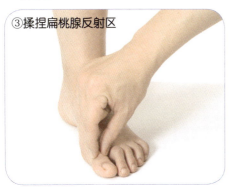

③揉捏扁桃腺反射区

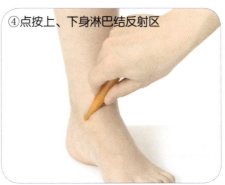

④点按上、下身淋巴结反射区

肺炎，寒邪入体先犯肺

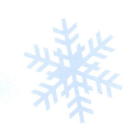

我接触过的肺炎患者，他们得病大多先是寒邪侵入身体，发作初期只是刺激性干咳，继而咳出白色黏液痰或带血丝痰；1~2天后，可咳出黏液血性痰或铁锈色痰；进入消散期后痰量增多，痰黄而稀薄。患者体温可高达39~40℃，常伴有胸闷、呼吸困难、食量减少、全身酸痛等症。

肺是抵御寒邪入侵的第一道屏障

肺炎的发作可能只是因为一场轻微的淋雨，天凉未及时加衣，或者感冒咳嗽加重。也就是说，寒气入侵是肺炎发作的直接原因之一。肺部为什么那么怕寒呢？这是因为五脏之中，它最娇嫩，并覆盖和保护着其他脏腑器官，也最容易受伤。

中医认为，肺主气，开窍于鼻，外合皮毛。鼻孔自然是空气进入人体的第一道关口，也是寒气入侵的第一道关口，然后侵肺，给肺带来伤害。

预防肺炎的小细节

中医认为，肺脏恶寒，寒气的入侵造成水液运行障碍，使肺的功能不能正常运行，易引起咽痒、咳嗽、咳痰、气喘、胸闷等症状，日久入里化热，则会引发肺炎。因此预防肺炎从防寒入手。

①衣 平时注意防寒保暖，尤其是体质偏寒的女性朋友，遇有气候变化，及时添衣，预防发生外感。

②食 适当进食养肺益肺的白色食物。但白色食物多为阴性，还要搭配暖性的红色食物，如红枣、火龙果等。

肺炎的中医调养方

川贝雪梨百合蜂蜜水，滋阴又润肺

【食材准备】川贝6克，雪梨2个，百合15克，蜂蜜适量。

【具体做法】1.把川贝、百合洗净，用清水浸透，备用。

2.雪梨洗净，去核，连皮切成块。

3.将川贝、百合、雪梨一起放入锅中，加适量清水，大火煮开后，转小火炖煮1小时。

4.凉至温后，调入蜂蜜，即可食用。

【功效功用】川贝润肺止咳的效果好，而且药性平和，适宜小儿食用；百合归心经、肺经，既可以养阴润肺，又能清心安神；雪梨能润肺清热、生津止渴，与蜂蜜同用，既能增强润肺止咳的作用，又可以中和川贝、百合的苦味，使这个汤水清甜可口。

按摩中府穴，补气养肺

中府穴是肺经募穴，可募集其他脏腑传来的气血物质再输送给肺经，起肃降肺气、止咳平喘、清泻肺热、健脾补气的作用。每天抽时间按摩一下中府穴，可轻松达到补气养肺的目的。

【标准定位】中府穴位于腋下上方1寸。云门穴位于胸前外上方，肩胛骨喙突上方，锁骨下窝凹陷处，距前正中线6寸。

【具体做法】每天早起后、晚睡前，用大拇指或食指按摩中府穴10分钟左右，然后再由中府穴向上直推至云门穴10分钟，力度以穴位处有酸麻胀感为宜，每天2~3次，坚持规律按摩，方可收到效果。

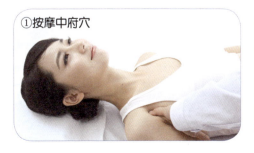

①按摩中府穴

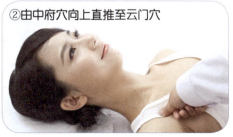

②由中府穴向上直推至云门穴

冠心病，寒冷时节是高发期

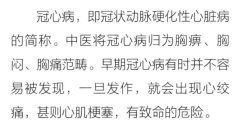

冠心病，即冠状动脉硬化性心脏病的简称。中医将冠心病归为胸痹、胸闷、胸痛范畴。早期冠心病有时并不容易被发现，一旦发作，就会出现心绞痛，甚则心肌梗塞，有致命的危险。

每年11月至次年1月是冠心病的高发季节，且北方冠心病的发病率明显高于南方。这说明冠心病与天气寒冷存在直接联系。

寒冷刺激冠心病发作，体寒使心脏供血受阻

冠心病，说到底是通往心脏的冠状动脉血管出现问题，其直接诱因就是血管受寒。冬天寒冷的气候对血管造成刺激，引起血管痉挛收缩，增加血液的黏稠度。一旦冠状动脉发生痉挛收缩，就会诱发冠心病。寒冷的气候还会改变我们下意识的生活方式，比如低温环境让我们情绪低落、食欲减退、活动减少等。这也会对血液循环造成不好的影响，增加了心肌梗死和心脏猝死发生的危险。

我在拙作《秦医师：心脑血管病的运动+饮食调养》一书中提到过，人体的心脏是一个任劳任怨又非常聪明的器官，它永不停息地跳动但又坚持奉行劳逸结合的"工作制度"。"动则生阳"，所以心脏是暖的，它怕冷，寒冷会让心脏的收缩与舒张发生障碍，而心脏为了维持人体的正常功能，就必须加强心肌的工作以维持正常血流速度，这势必加重了心脏的负担。也就是说寒冷会使心血管系统超负荷工作，这是冠心病发作的根本原因。

预防冠心病的小细节

① 天气寒冷的冬季注意防寒保暖，调整着装，天气特别寒冷时可减少外出；平时也要注意锻炼，增强自身的抗寒能力。

② 动脉粥状硬化是冠心病的根本特点，为了防止动脉粥状硬化，需要做到饮食合理。简单来讲，就是主张少盐、少糖、少油、少胆固醇和低刺激的清淡饮食，多吃蔬菜和豆制品。

③ 冠心病的发作也和身体劳累和情绪紧张相关，多见于中老年人。因此，

中老年朋友要保证充足的睡眠，不要过度紧张和情绪激动。

冠心病的中医调养方

以下介绍一套特别适合冠心病患者的强心按摩方，有些动作患者自己就可以做，有些需要家属的辅助。这套按摩方可以帮助患者保护心脏功能，疏通经络，促进血液循环，预防心血管疾病的复发。

①用手指按压肩井穴：肩井穴位于颈后凸起的高骨与肩峰连线的中点，按摩力度以酸胀感向手臂部及后背部放射时为度，每次按压5~10分钟，每日2次（图①）。

②用双手拇指推擦肋缝：由中间向两侧推，做10~15次（图②）。

③用手掌轻扣胸部心前区20~30次（图③、图④）。

④用手掌大鱼际揉按胸大肌部位20~30次（图⑤）。

⑤用大拇指点推心俞穴（第5胸椎棘突下旁开1.5寸处）（图⑥）和膈俞穴（第7胸椎棘突下旁开1.5寸处）（图⑦），由上向下，反复推30次。

⑥用拇指和食指，来回搓揉患者一只手的中指（图⑧）和小指（图⑨）；手掌搓热后，用掌心来回摩擦两脚足心，直至发热。每天晨起和睡前各做1次。

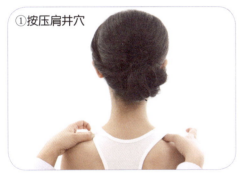
①按压肩井穴

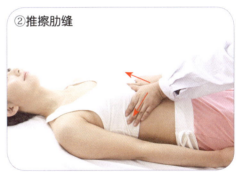
②推擦肋缝

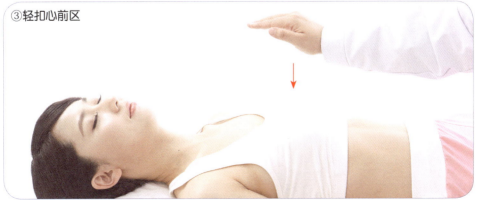
③轻扣心前区

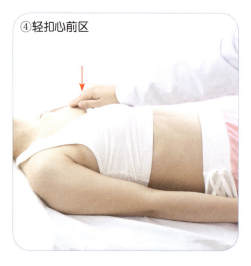
④轻扣心前区

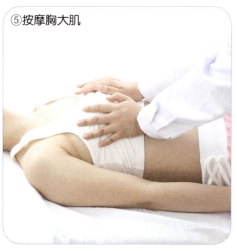
⑤按摩胸大肌

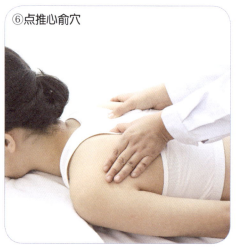
⑥点推心俞穴

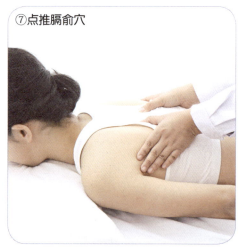
⑦点推膈俞穴

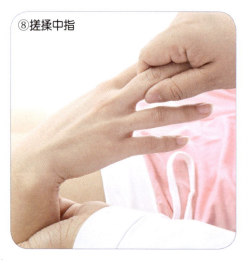
⑧搓揉中指

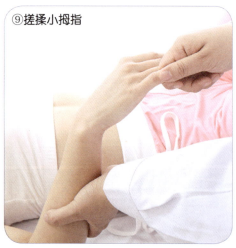
⑨搓揉小拇指

中风，血管受寒是诱因

中风，又名脑卒中，属于一种急性脑血管疾病，是由于脑部血管突然发生破裂出血，或因血管阻塞造成大脑缺血、缺氧引起的。目前中风已经成为对人类危害最大的3种疾病之一，其特点是发病率高、死亡率高、致残率高、复发率高、并发症多。

为什么会中风？《黄帝内经·素问·调经论》中云："寒独留，则血凝位，凝则脉不通。"也就是说，寒邪入侵，可影响血脉循行，极易引发中风。

寒气影响脑部血液供应，诱发中风

同冠心病一样，中风也好发于冬季。只不过冠心病与心脏血管受寒冷刺激有关，而中风则与脑血管受寒冷刺激有关，脑血管收缩，影响脑部的血液供应，严重的会引发脑梗死或中风。体弱或年长的女性朋友，身体的自我调节能力差，对气温变化特别敏感，血管弹性变差，一旦受到寒邪刺激，脆弱的心脑血管无法适应天气的骤变，极易大幅收缩，甚至出现破裂，导致中风的发生，引起偏瘫甚至死亡。

预防中风的小细节

① 注意保暖 寒冷冬季是中风的高发期，因此一定要注意冬季保暖，比如晨练不宜太早出门，最好等太阳出来后再晨练，或改为室内锻炼。

② 情绪调控 情绪激动是中风发作的重要诱因。因此，心态放平和些，心胸宽一些，逐渐进入中医的修身养性阶段，是健康的修心法宝。

③ 戒烟戒酒 吸烟量大且时间长的人患缺血性卒中的可能性要比一般人高2.5倍，就连那些长期被动吸烟的人，发生脑梗死的概率都比一般人高很多。酗酒者尤其是饮烈性酒的人比不喝酒、喝酒少的人得中风的概率要高3倍。

④ 积极治疗"生活方式病" "生活方式病"是指与生活方式休戚相关的疾病，如高血压、糖尿病、冠心病等。患这些病的人群是中风的易发人群，要积极治疗，防患于未然。

中风的中医调养方

中风发生后,病情不严重的患者通过及时救治可以不留任何后遗症。但对病情较重的患者来说,在中风急性期过后,常会有偏瘫、偏盲、语言障碍、大小便失禁等后遗症。中风患者可以根据自身情况进行以下康复治疗。

中风后遗症较轻、有一定活动能力的患者:

选择一些动作缓和、运动量不大的运动项目,比如散步、打太极拳、练气功等。

肢体完全瘫痪,没有自主运动能力的患者:

需要家属帮助,对患者进行按摩和做一些被动运动。

◎按摩 一般从四肢末梢向心脏的方向按摩,手脚各按摩5分钟,一天按摩2次,有助于血液和淋巴的回流,如图①、图②所示。

◎被动运动 患者呈仰卧位,家属站在患者患侧一边,一手按住患者肩部,另一手握住同侧手臂的手腕处,按顺时针方向活动肩关节。做被动运动时,运动幅度要遵循由小渐大的原则,保证肢体活动充分,但要避免造成肌肉、关节损伤。同时嘱咐患者配合用力,尽量使瘫痪的肌肉收缩,每天2~4次,每次5~30分钟,这样可促进神经功能的恢复,如图③~⑥所示。

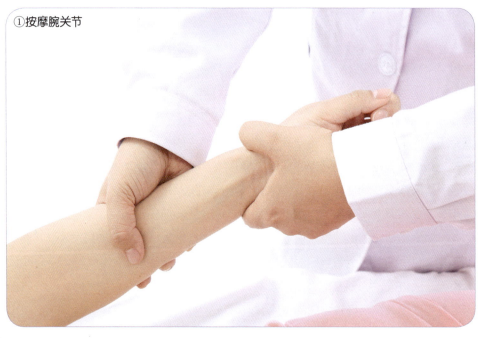

①按摩腕关节

②按摩肩关节

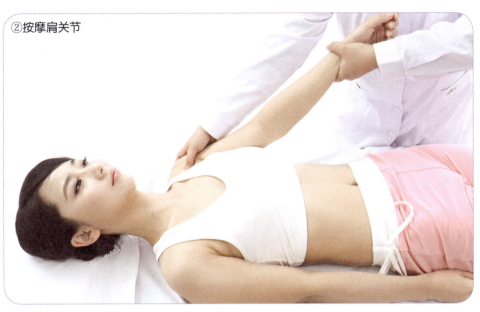

③大关节运动

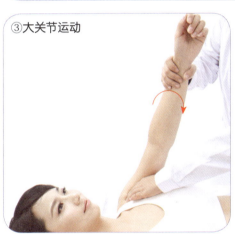

⑤大关节运动

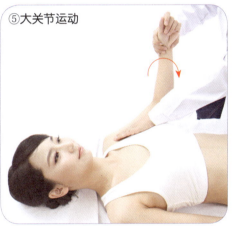

④大关节运动

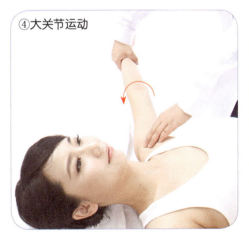

⑥大关节运动

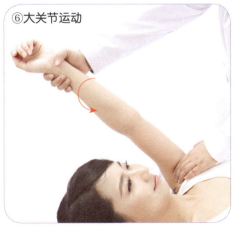

糖尿病，低温有碍糖分充分燃烧

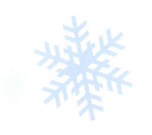

据国际糖尿病联盟（IDF）在"2015年世界糖尿病大会"的数据显示：在世界范围内共有4.15亿成年人患有糖尿病，即每11人中便有1人患有糖尿病，其中我国的糖尿病患者人数居全球之首。

在我接诊的案例中，女性糖尿病患者多于男性患者，为什么？这和女性体质偏阴、饮食不均衡、运动不足等造成的体寒大有关联。

低体温使血糖不能充分燃烧

我曾经接连让三个糖尿病患者量体温，她们的体温分别为36.2℃、36.1℃和35.8℃，而人体的正常体温值应该维持在36.5~37.1℃之间。虽然她们的体温只是低了零点几度，但皮肤和脏腑器官的温度也随之下降，功能减弱，代谢变差，血糖的消耗自然减少，人体血糖就会偏高。也就是说，低体温使我们身体内的血糖不能充分燃烧，糖分不能被机体完全利用。

按摩增热促进糖分燃烧

【具体操作】用拇指指腹适当用力按压脾俞穴3~5分钟。

【功效功用】按摩可让肌肤升温，促进糖分燃烧，而且脾俞穴可以提高胰脏的功能，促进胰岛素的分泌，对于糖尿病的治疗很有效。

轻松取穴一点通

脾俞穴位于第11胸椎棘突下，旁开1.5寸处。

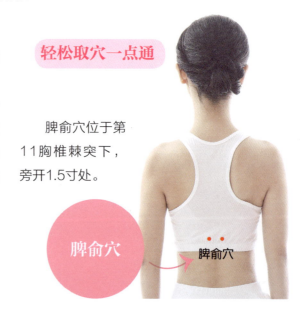

Part 4

保暖祛寒，
刻不容缓

聪明的女人懂得暖养，因为身体暖和，皮肤才会红润健康，整个人神采奕奕。你还在为自己的皮肤问题纠结于买哪种昂贵的化妆品吗？你还在为身体这疼那疼的亚健康苦恼吗？你还在为一些女性难言之隐尴尬吗？存在以上任何一条，你就不要犹豫，是时候该保暖祛寒了。

关注细节，有心就能暖

成功学有一句话是"细节决定成败"，女性的暖养也是如此。女性本来就是细腻的、娇嫩的，把更多的心思用在自己身心的调养上，就可以做一个健康美丽的暖女人。

❀ 护好身体六处，百寒不侵

女人保暖，有没有一套放之四海皆准而且简单有效的准则呢？答案自然是肯定的。我归纳了一下，只要保证这六处百寒不侵，就可以成为一个暖暖的漂亮女人。

头部

古人云"高处不胜寒"。头部作为人体的制高点，最接近阳光照射，是人体阳气最为旺盛的部位。然而，极阳至阴，当寒邪入侵身体时，头部也首当其冲。这点相信很多朋友都有感受：寒冷的冬季出门，如果不戴帽子，头部会被寒风吹得头痛、鼻塞，很是难受；感冒受寒以头晕、头沉、头痛为最明显的症状；鼻窦炎、偏头疼也都因头部受寒而起。

❀ 头部保暖攻略

1.天气转凉，尤其是寒冷的冬季，外出带上帽子，避免头部受寒风直吹。

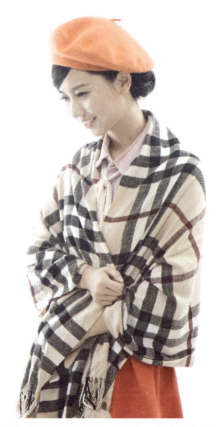

天气寒冷外出时可戴帽外出，能有效为头部保暖。爱美的你，可以选购一顶漂亮又暖和的帽子哟！

2.无论是早晨洗头还是晚上洗头，一定要吹干头发后再出门或睡觉。湿发会导致湿寒之气进入头部。

颈部

很多爱美女士即使在冬天，也会展示自己漂亮的锁骨。这样造成的结果是寒风顺着颈部直钻体内，让你成为落枕和颈椎病的易发人群。

❋ 颈部保暖攻略

1.天气转凉，应及时系上漂亮的丝巾、围巾；冬天换上厚厚的围巾，做一个美丽的暖美人。

2.夏季久在空调室工作的女性，给自己准备一条空调衫或披肩，保护颈椎不受寒。

3.工作之余做做颈部运动，即前后左右转动脖颈，以感觉到舒展、微热为宜。

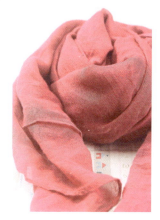

胸部

乳腺疾病也是近年来妇科比较常见的疾病，和保暖也有关联。女性朋友暖养胸部，不仅仅能预防乳腺疾病，还对心血管疾病的防治大有裨益。因为寒冷刺激会引起心脏血管收缩，是诱发心肌梗死的重要诱因。

❋ 胸部保暖攻略

1.穿戴合适的文胸。对于有乳腺增生、囊肿等乳腺问题的女性，我建议文胸最好选择没有钢圈的无痕式或运动式的，回家后尽量摘去。乳房得到充分休息是胸部保暖、保健的首要原则。

2.洗澡时用热水冲洗按摩乳房5~10分钟，或者用热毛巾热敷。

3.给乳房做按摩工作。按摩方法是每晚洗澡后擦上按摩油或紧致霜，按逆时针方向打圈按摩15分钟。按摩乳房不仅可以塑形，还可以疏通乳腺，避免乳腺疾病。

腰腹部

女性的纤纤细腰是一道亮丽的风景，性感的马甲线成为大家羡慕的焦点。然而这不能成为穿低腰裤、露脐装的理由。因为这样的着装很容易让女性受寒气侵袭。

先说腰部，腰部是肾脏的位置，而肾阳是温煦全身阳气的源泉。一旦腰部受凉，肾脏受损，人就会感到畏寒怕冷，全身无力。此外，腰部还有盆腔，盆腔受凉，会影响女性正常的月经、孕育、分娩等生理过程。

再说腹部，腹部是"五脏六腑之宫城，阴阳气血之发源"。其中的神阙穴（肚脐）更是联通身体内外通道的唯一腧穴。一旦腹部受寒，我们五脏六腑的功能就会失调。轻则腹痛、腹泻；重则使盆腔受凉，诱发诸多妇科疾病。

❋ **腰腹部保暖攻略**

1.夏季少喝且最好不喝冷饮，少吃生冷食物；不穿低腰裤、露脐装，避免肚脐直接接触空气。

2.睡觉必须盖被子，至少保证腰腹部有覆盖物，再热的天气也要保证腹部保暖。

3.用手摸摸肚皮，如果是凉凉的不妨用暖水袋或暖宝宝来温暖小腹。

4.容易腰疼的女性朋友，办公座椅后放置厚度适中的靠垫，不仅能护腰还能保暖。

膝盖

很多女孩子冬天容易膝盖疼，她们一定有一个共同的习惯：平时爱穿短裙或短裤，冬天亦然。然而，美丽是需要代价的。因为在所有的关节中，膝关节是我们在行走中负重、磨损最重的关节，如果不做好膝关节的保养，关节炎迟早会赖上你。

❋ **膝盖保暖攻略**

1.夏天穿露膝的短裙和短裤时，记得到了有空调屋的办公室或家里，用毯子盖住膝盖。

2.如果冬天特别喜欢短裙和短裤的搭配，那么尽量选择防寒保暖性能比较好的双层打底裤，必要时膝盖处贴暖宝宝。

3.平时多做膝盖运动操：双脚并拢，双手扶住膝盖做环圈运动，先逆时针转25下，再顺时针转25下。

足部

脚是人的第二心脏，但我们对它的重视和保护度并不够。脚位于下肢末端，距离心脏最远，得到的血液供应自然比身体的其他部位要少，再加上脚部的皮下脂肪层比较薄，最容易受寒邪侵袭。因此，有"百寒从足起"的说法。双足受寒，轻则引起上呼吸道毛细血管收缩，诱发感冒或支气管炎；重则引起胃疼、腰腿痛或妇科病。对于体质偏阴的女性来讲，足部的保暖尤为重要。

❁ 足部保暖攻略

1.夏天也要穿袜子，一层薄薄的防御也可防寒。

2.冬天睡觉之前进行足浴或热水泡脚15分钟，可以祛寒保暖，行气活血，促进全身血液循环；还可以消除一天的疲劳，利于安眠。

3.容易出脚汗或有脚气的女性，选择吸湿性比较好的鞋垫，并要注意及时更换鞋袜，保持足部干燥。

4.容易双足冰凉的女性，加强足部的运动锻炼，必要时贴暖宝宝或睡眠用热水袋暖脚。

足部反射区

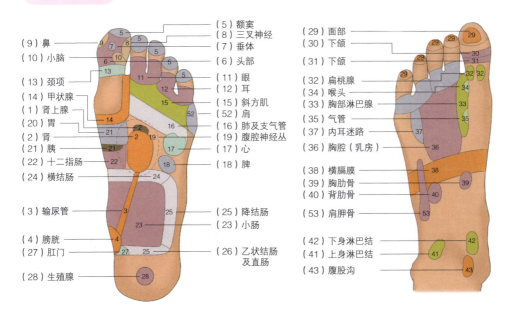

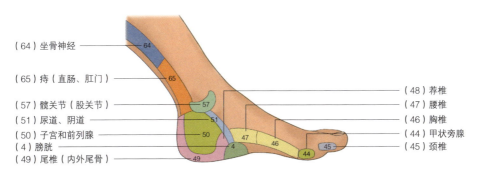

人体的各个器官组织在足部都有着相对应的反射区域

❋ 冬贪热夏贪凉，寒湿难除

中医有句话是："千寒易除，一湿难去。湿性黏浊，如油入面。"这句话很好理解，如果我们身体有了寒气，保暖祛寒即可，但现代社会的寒已经不再是单纯的寒症了，而多挟湿，称为寒湿之邪。

何为湿气，湿寒是怎么形成的

在中医学中，将风、寒、暑、湿、燥、火视为致病的六淫邪气，其中最怕湿邪。湿与寒在一起称为寒湿。那么湿寒是怎么形成的呢？

古人的生活条件比较恶劣，最怕的就是寒气入体，于是医圣张仲景专门写了《伤寒论》。然而在夏有空调、冬有暖气的当今社会，我们对四季的感觉已经越来越不分明了。一般情况下冬天应该是收敛藏精的季节，但现代人室内温暖，频有汗出，阳气外泄，藏不住精；夏季则应该出汗，排出冬春两季积攒在人体的寒气，但空调让我们无法排汗而使人体内生成寒湿。再加上夏季贪图生冷瓜果、冷饮等，更将寒湿深深埋在体内。也就是说，现代社会舒适的生活环境和我们不健康的饮食习惯是寒湿形成的一个重要原因。

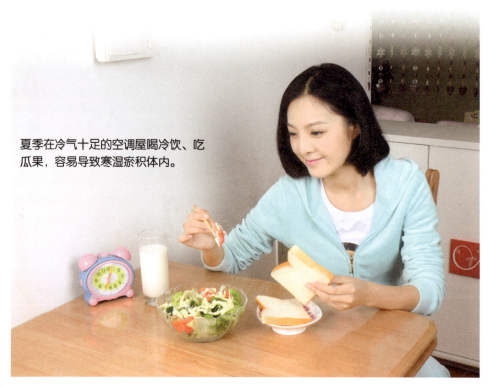

夏季在冷气十足的空调屋喝冷饮、吃瓜果，容易导致寒湿瘀积体内。

自测体内是否有湿寒

现代人易生湿寒，和我们的生活环境、饮食习惯相关。大家都知道感冒有风热或风寒之分，但大多数人夏季一感冒就习惯性去药房拿"感冒清热颗粒"，可是多半都不管用。这是为什么呢？虽然室外气温高达40℃，但你在室外的时间屈指可数，大部分待在冷气十足的空调室，哪有"热"可来？也就是说，夏季感冒咳嗽也多半是寒气引起的。再加上夏季我们贪凉喜冷，如贪饮冰冻啤酒、饮料等液体，容易在体内形成湿。寒湿多数由此而生。

如果体内已有湿气，再感寒邪则生寒湿，如何知道自己体内是否有湿气呢？通过下面表格，大家可以自测自己体内湿寒的轻重程度。满足条件越多，体内的湿气则越重。

自测项目	体内有湿的症状	体内无湿的症状
睡觉是否流口水	早晨睡醒嘴边或枕巾上有口水的痕迹，这是湿气饱和，自行流出的表征	嘴边或枕巾上干燥，没有口水痕迹
早晨起床爽利程度	睁眼不想起床，人懒动，身无力，精神疲惫	睁眼后神清气爽，新的一天从清晨开始，元气满满
刷牙看舌苔	早晨刷牙老觉得刷不净，有呕吐或恶心感。舌苔白滑且厚，体内有寒；舌苔黄腻且厚，体内有湿热；舌红无苔，体热伤阴	刷牙时口腔爽利痛快，舌苔薄白而清静，干湿适中，不滑不燥
行走时小腿感觉	上班路上小腿肚部分发酸、发沉	上班路上小腿轻快，有一种运动的快感
便后看马桶	大便黏稠是体内湿气的最典型表征。便后冲马桶，如果一箱水冲完大便还黏在马桶上，体内湿气重；有部分黏粘痕迹，有湿气	便后冲马桶，冲完马桶无痕无迹

怎么有效祛除体内湿寒

为什么中医说"千寒易除，一湿难去"？这与"湿邪黏滞"的属性有关，湿邪致病，其黏腻停滞的特性主要表现在两个方法：一是症状的黏滞性，排泄物和分泌物多滞涩不畅，如大便排泄不爽、淋证的小便不畅以及口黏、口甜和舌苔厚腻等；二是病程的缠绵难愈。因湿邪黏滞，易阻气机，气不行则湿不化，故起病缓慢，病程长，反复发作。

为何"湿久易生寒"？因湿为阴邪，易损伤阳气，阻遏气机。阴邪侵入，机体阳气与之抗争，故易伤阳气。

为何"湿盛"多与"脾虚"相因果？因脾主运化水液，性喜燥而恶湿，故外感湿邪，常易困脾，致脾阳不振，运化失职，从而水湿运化停骤，发为泄泻、水肿、尿少等病。脾胃是后天之本，脾胃虚弱的人，因为无法正常运化津液会生内湿，倘若再处于湿邪重的地方，就是雪上加霜。湿邪累及脾胃不能运化所以脾胃更弱，就是无尽的恶性循环。要想祛湿，必须先健脾。那么怎么有效地健脾祛湿呢？食疗和艾灸是不错的选择。

薏米红豆汤，健脾利湿

【食材准备】薏米、红豆各30克，白糖适量。
【具体做法】将薏米、红豆分别洗净，一起放入锅中，加适量水煮烂，加糖调味即可。
【功效功用】健脾利湿，还有减肥的功效哟！薏米具有利下功能，所以孕妈妈，尤其是孕早期的女性忌食。

艾灸三阴交穴、阴陵泉穴

【选取穴位】三阴交穴、阴陵泉穴。
【标准定位】

三阴交穴：位于小腿内侧，当足内踝尖上3寸处。取穴时，正坐屈膝呈直角，除大拇指外，其余四个手指并拢，横着放在足内踝尖（脚内侧内踝骨最高处）上方，小腿中线与手指的交叉点就是三阴交穴。

阴陵泉穴：位于小腿内侧。取穴时，正坐或仰卧，该穴位于人体的小腿内侧，膝下胫骨内侧凹陷中，与足三里相对。

【取穴原理】

三阴交穴是脾经上的要穴，健脾化湿效果佳。"主

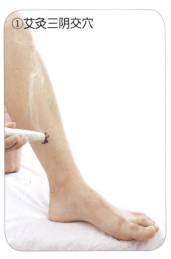

①艾灸三阴交穴

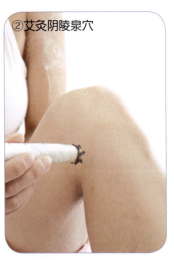

②艾灸阴陵泉穴

治脾胃虚弱,心腹胀满,不思饮食,四肢不举",艾灸三阴交穴不仅可健脾利湿,还可以调治脾肾、消化系统及下焦的一些病症。阴陵泉穴是足太阴脾经之合穴,艾灸阴陵泉穴10分钟可除脾湿。两者合灸,可健脾利湿,祛除体内寒气。

✿ 穿衣不能少,美暖要兼顾

女性穿衣一定要兼顾美暖,是我在本书中不断强调的重点,也是暖养的重点。每个女人都爱美,都会喜欢干净利落的超短牛仔裤配T恤,小露香肩的性感吊带裙,或露出小蛮腰的低腰裤。然而,很多人刚刚过了而立之年就开始饱受痛经、颈椎病、腰椎病、宫寒难受孕等病症的折磨。所以,女性穿衣要美丽更要有温度。

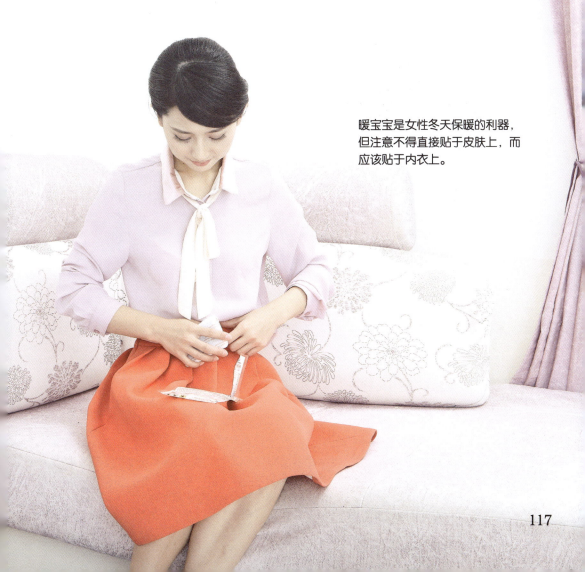

暖宝宝是女性冬天保暖的利器,但注意不得直接贴于皮肤上,而应该贴于内衣上。

丝巾、围巾，女人的必需品

办公室女性多有颈椎病，主要原因除了缺少运动，还有一点是没有注意到颈部的保暖，我的推荐法宝就是丝巾和围巾。寒冷的冬季，给自己准备一款漂亮的、厚厚的棉质或羊绒围巾或披肩吧！既可以保暖，又能修饰点缀服饰。夏季空调屋，围巾既可以保护肩颈，还可以放在腿上护膝！非常地实用。

颈部有一根叫颈动脉的粗血管，专门给大脑输送新鲜血液。如果脖子暴露在冷空气中，血液中的热量就会不断流失，要不了多久，整个人就凉了。只要把脖子保护好，就算手脚冰冷，也不至于浑身凉透。

女性多备几条围巾、丝巾，真是保暖又提升气质的妙点子。经常坐门诊看病的我，之前动不动就颈肩酸痛，后来买了几条丝巾，上下班路上或夏季中央空调太凉时，我就围上丝巾，颈椎病果然好了许多。我在外地出差或讲课时，穿西装搭配几条颜色鲜艳的丝巾，总是被同行称赞气色好。现在暖气和空调都这么普遍，丝巾几乎一年四季都可以佩戴，是提升女性体温和品位的绝佳配饰。

再论足部和下半身保暖的重要性

由于缺乏运动，肌肉本来就少的女性，一定要保证下半身的温暖。除了穿厚厚的打底裤或用暖宝宝外，我重点建议女性朋友一定要保证足部的温暖。冬季不要光脚穿鞋，一定要穿袜子。雪地靴是冬季很好的选择，如果觉得臃肿，

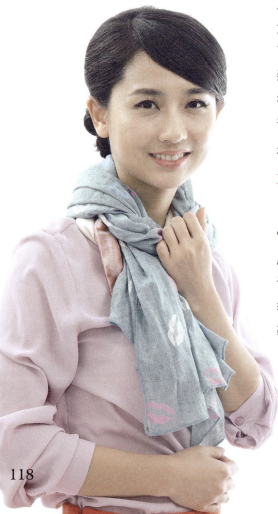

对于女性来讲，围巾不单单是一种装饰品，更是不可或缺的保暖佳物。

也可以穿加绒的皮鞋。冬季回到家，如果能每天用热水泡脚或足浴就最好不过了。

经期保暖很重要，腰腹是关键

经期注意腰腹部保暖最是关键。一旦腰腹部受寒，女性很容易痛经、宫寒、气色不好。我的建议是：着装要暖，以保护腰腹部，必要时贴暖宝宝或暖宫贴。冬天来月经，不妨用热水袋暖暖腰腹部，不仅能活血舒筋，还可防治痛经。

✤ 稍微出个门，你是不是穿少了

在小区里，大冬天我经常看到有些年轻的女孩子穿着单薄的睡衣睡裤，光脚穿着拖鞋就下楼去取快递、倒垃圾、买零食等，最多也是在外边裹一件羽绒服。你是不是也会这样？以为很快就回来了，冻也就冻一会儿，于是就穿着很少出门了。

这可不是一个好习惯，即便受冻的时间很短，但次数多了，身体也容易受寒。再者说，原本以为短短一两分钟解决的事情，也许因为快递路上塞车、便利店排队人员多等就需要多等几分钟，而且这种概率还不低。寒冬腊月，你却四处透风，身体受凉就在所难免了。

那么怎么办呢？

①如果你实在懒得换衣服，那么至少在外边裹一件厚衣服，但是脚上一定要穿上袜子和鞋子，保证脖颈和脚部不裸露在外，就不会从头冻到脚了。

②假如你在外时间超过预期时间，身体感到冷时，跺跺脚、原地走两步，或者去便利店买杯热饮，可以让身体暂时地暖起来。

③受凉后，回家立即缩进暖和的被窝，喝杯热牛奶和红枣姜糖水，让身体由内而外暖起来。

❋ 你习惯早晨洗澡吗

现在很多女孩子喜欢早晨洗澡，也许是早晨洗澡可以振奋精神，赶走瞌睡虫；也许是担心晚上洗澡洗头弄乱了发型。但是，从中医学角度和我国大多数人的体质来看，我是不建议早晨洗澡的。

首先，早晨是人体阳气刚刚苏醒的时刻，需要喝杯温水，帮助阳气慢慢升温，才符合人体的自然规律。如果这早晨不去"助阳"，而去"浇阳"——冲淋浴，那

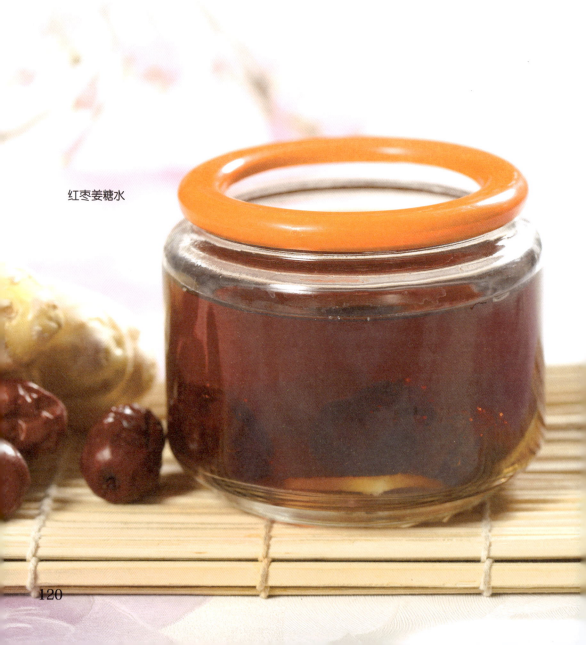

红枣姜糖水

是对早晨初生阳气的粗暴干涉，容易让身体瞬间寒凉，对身体无益。

其次，洗澡本身就是一个降温的过程。在一天中，人体的体温在凌晨2~4点最低，约36.2℃左右，之后体温开始缓慢上升。早晨7点左右起床时，正是体温缓慢上升的时候，此时冲澡降温，人体的体温会被迫下降。而低温下降1℃，人体的免疫力就会下降30%左右。

再次，如果洗头后没有彻底吹干头发，顶着湿漉漉或者半湿不干的头发来上班，势必会引发寒气从头部而入。

所以，不要羡慕欧洲电影中主人公早晨洗澡的清爽，西方人体型高大，爱吃肉类（牛排只要三成熟），又爱阳光浴，体质偏阳。而国人的体质偏阴，尤其是女性更是偏阴寒，再加很少锻炼身体，很少晒太阳，更易生寒。所以，早晨洗澡不是好习惯哟！

✤ 你的湿发是自然风干么

我发现不少女孩子洗头后都是自然风干，而不用吹风机吹干。理由是吹风机吹头发会伤害发质，头发容易变黄变枯容易断。

从中医暖养的角度来说，我建议大家洗头后用电吹风吹干头发为宜。

女性的头发有长有短，自然风干至少需要1个小时的时间。在这段时间内，人体的热量会不断地从头部流失，头皮的体温下降，血液循环就不好，头发就更容易变得毛糙、细软，容易脱落。

此外，头部是"诸阳之会"，是人体阳气最为旺盛的部位，也是"高处不胜寒"的首要目标。湿发外出，头部受到寒气入侵，在头部瘀积形成湿寒，从而引发头痛、头晕、头沉、偏头疼、鼻窦炎等与头部受寒相关的病症。

所以，不管是为了更好地保养发质还是保持头部温度，我都建议大家洗头后立即吹干头发。发根需要完全吹干，发梢吹七八成干即可。同时建议把风力调大，不宜吹得时间过长。

暖体爱心小叮咛

按摩头皮促进血液循环

头部易受寒,大家在洗头或吹头的过程中不妨给头皮做3分钟按摩,可以促进头皮血液循环,保暖又护发,还可以防治头痛、颈椎病等症状。方法很简单,就是双手十指呈爪状,用指腹按摩或抓按头部。

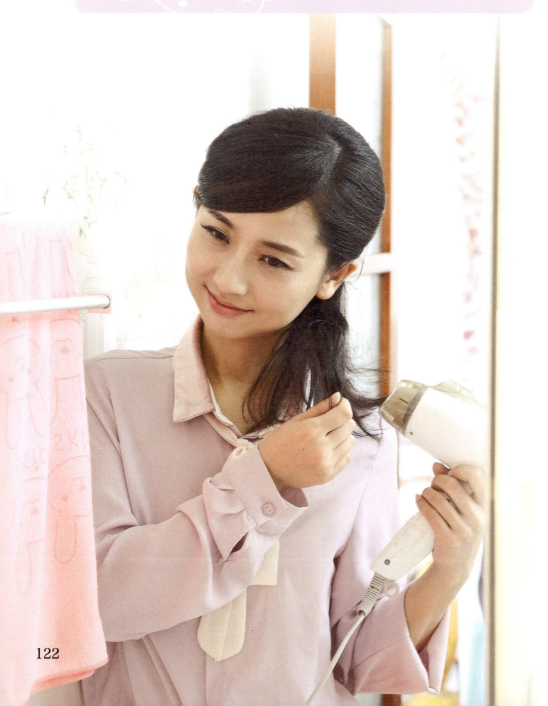

❋ 穿衣保暖原则

衣物最基本的功能是满足人的保暖需求，然而并不是穿得越厚、越紧、越臃肿就越保暖。下面，我们来看看你的衣着是不是符合保暖原则。

外套选对了吗？很厚一定保暖吗

外套很厚就保暖吗？如果你的外套厚而冷硬，穿上去不仅有重量感，还容易腰背酸痛或脖子凉，那就说明这件外套不仅不防寒，还可能让你的寒性体质雪上加霜。因为厚重的布料会压迫你的颈部、背部血管，影响体内的血液循环，造成体寒。所以我们最好选择质地轻又不紧绷的外套，让身体又轻松又暖和。

或者，我们可以用一个简单的对比来看看你的外套是否符合保暖原则。

保暖外套 VS	不保暖外套
材质感觉 棉、羊绒、羽绒等，轻便保暖	**材质感觉** 材质不好区分，穿上去感觉又重又紧
长度要求 中长款，长度到臀部以下	**长度要求** 短款，活动时护不住腰部
领口设计 领口稍小，或者领口有围巾等保暖因素	**领口设计** 领口太大
纽扣设计 双排扣，或者扣子很密，直至脖颈上端	**纽扣设计** 只有1~2个装饰的扣子
造型设计 下摆内收，能防止热量外流	**造型设计** "A"字形或宽松设计，容易钻风

你的毛衣是粗线织的吗

大街上，我们经常看到一些女性穿着时尚宽松、看起来很暖和的粗线毛衣。这些粗毛线织成的毛衣看似很厚很暖和，实则很容易漏风，因为线与线之间的空隙很大。其实判断一件毛衣的保暖性不在于厚度，而在于密度。比如羊毛衫有的很薄，但织得很密，所以保暖性更好。

如果在寒冷的冬季，我个人推荐高领毛衣，或者在脖子上裹一条围巾，可以有效防止体温从颈部流失。

牛仔裤、紧身衣，减慢新陈代谢

为了突出婀娜的身材，牛仔裤、紧身衣深受女孩子们的喜欢。但是这些衣服紧紧裹着身体，影响着血液循环，导致身体的新陈代谢减缓，很容易引起身体寒凉。

贴身内衣很重要，吸汗防潮是关键

建议大家能经常穿一件比较贴身的保暖内衣，在皮肤与外衣之间打造一片空气层，能进一步提升保温效果。

那么，选择什么样的贴身内衣呢？原则就是让皮肤感觉舒服，既吸汗又保暖，不黏腻。气温较低的冬季、初春或深秋，可以选择棉质的贴身内衣，既舒服又吸汗。夏季或气温较高的春秋季节，可以选择冰丝或真丝布料。这种布料很薄，吸水性好，干得快，尤其适合炎热的夏季，既能时刻保持身体的干爽舒服，又可以避免在冷气较大的空调屋受凉！

选鞋子不能只看尺码和款式

来我门诊看水肿或腿寒症的女性，我总会问她们平时爱穿什么鞋？她们表示很纳闷，说只要尺码合适，样子好看的鞋子都有穿啊！其实鞋子可能是你双脚冰凉的元凶，双足冰凉又可能是水肿或腿寒症的根源。

漂亮的高跟鞋可以提升女性的气质，但高跟鞋会使我们的脚板、脚趾以及双腿的血液循环变差，导致双脚冰凉，体温下降。比如鞋跟太高、鞋尖太小的高跟鞋，都会压迫足部的血管，导致脚部水肿，人也容易疲劳，身体也容易变凉。

买鞋子时，最好选择在下午买，因为下午是足部最膨胀的时候。平常最好穿平底鞋，若工作需要穿高跟鞋，也要在单位备一双平底鞋，不需要接待客户时，就换上它。另外，买高跟鞋也要好好选选，买的时候一定要多试试，走路不累、鞋跟不掉、站久了不会累的才是舒适的鞋子。

论袜子的重要性

人的足底有许多汗腺,非常容易出汗。即便是冬天,脚底的汗水也会变成肉眼看不到的蒸汽,这就是脚部容易酸臭的原因。如果你的袜子潮湿不及时更换,脚就会受寒而冰凉。

什么样的袜子是"好袜子"?原则就是吸汗、防潮、不勒脚。挑选袜子时,要尽量避免袜口上有橡皮绳的类型。要是袜子勒得太紧,足部的血液循环就会受到影响,脚尖也就变凉了。这里给大家推荐一下五趾袜,不要觉得穿着麻烦,它真是集保暖与防臭为一体的好袜子。首先,五趾袜可以照顾到每一根脚趾,让脚趾更温暖;其次,五趾袜可以分别吸收每根脚趾的汗水,让脚上的皮肤非常干爽,有效预防脚臭和足癣;再次,每根脚趾的中间有个叫八风的穴位,这个穴位受了凉,整个人就都会受凉,人还会觉得特别疲劳。穿上能照顾到每根脚趾的五趾袜,就不用担心这个问题。

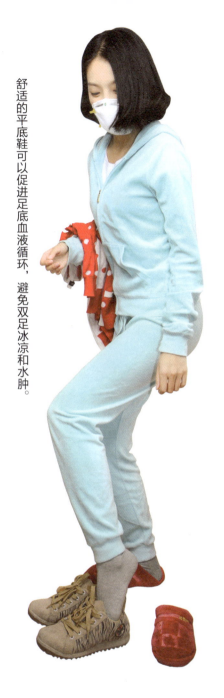

舒适的平底鞋可以促进足底血液循环,避免双足冰凉和水肿。

🦋 暖体爱心小叮咛

不要穿袜子睡觉

老人常说,穿着袜子睡觉容易感冒。再松的袜子也会勒脚。穿着袜子睡觉,脚就不会放松,通常早上起来一看,才发现脚已经凉透了……与其穿袜子睡觉,还不如放个热水袋,或是在被窝里放个脚炉。实在没条件,在脚下多铺一层毛毯也行。

❁ 早餐不吃或吃不好，体温也会降低

医生和养生专家总是在强调吃早餐的重要性，但早晨吃的热量不够，也是不行的。人的体温在早晨较低，如果不吃早餐或早餐吃不好，饥饿一整夜的机体无法产生能量，就会造成体温继续降低，对身体不利。

确切来讲，就是早餐中缺少产生热量的食物。比如有位女性的早餐就是一份蔬果沙拉，美其名曰减肥又美容。膳食纤维和维生素是有了，但独独缺乏身体热量的主要来源——主食，长此以往，体温必会下降。

什么样的早餐才是"好早餐"

可以给机体提供能量的早餐，必须含有糖类、脂肪和蛋白质。首先，糖类是最主要的供能物质，约占人体能量供应量的70%，含糖分较多的食物有五谷类、豆类和根茎类食物；脂肪也是人体能量来源的重要物质，烹饪用油、奶油、蛋黄、坚果类食物中含有较多的脂肪；蛋白质是构成组织细胞的重要物质，也为人体的生命活动提供能量。富含优质蛋白质的食物有豆浆、牛奶、鸡蛋、肉类等。

此外，一份优质的早餐也离不开膳食纤维和维生素的参与。

什么样的早餐会加重体寒

①只吃水果 有些女性为了减肥和美容养颜，早餐吃一个苹果或两根香蕉了事，但大多数水果是寒性的，只适合当佐餐，不能当正餐。

②只吃生的蔬菜沙拉 与只吃水果一样，生冷蔬菜也是寒气助长的源泉，可以改成为蔬菜汤或清蒸蔬菜，配上面包片也是不错的选择。

③咖啡或减肥茶 咖啡和减肥茶中的咖啡因会加重体寒。可以改为热牛奶或热豆浆。

理想早餐食谱推荐

简单西式早餐

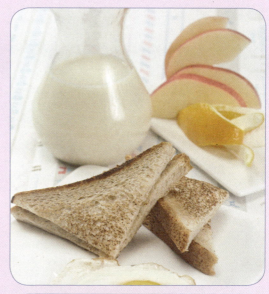

【早餐食材】

2片面包

1个鸡蛋

1杯热奶

几片水果

传统中式早餐

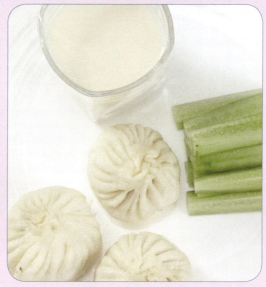

【早餐食材】

2~3个小笼包

1杯热豆浆

炒青菜

一小碟咸菜

暖体爱心小叮咛

起床后一杯温开水打开体温上升的小阀门

早晨起床后,身体一般处于生理性缺水状态。可以在刷牙后且没有吃任何东西之前,喝1杯温开水,有利于稀释血液黏稠度,避免脱水;还可以温柔地唤醒身体各个脏腑器官,促进血液循环,帮助体温慢慢上升。

❀ 吃饭大汗淋淋要防受寒

吃热饭或辣菜虽然有暖胃暖体的功效，但如果你每次都吃得大汗淋漓，饭后若受风吹则会寒邪入体。我们知道，吃热辣的食物都有发汗功效，当身体大汗淋漓时，身上就像裹着一条湿毛巾，在汗水蒸发的过程中，体温会不断下降。

另外，如果你平时很少运动，又怕冷体弱，稍微吃点热饭就出汗，那多半是气虚、阳虚的表现，身体固摄不力而使汗液外流。

那么，怎么解决这个问题呢？

① 饮食宜清淡，少吃太热、过辣的饭菜。

② 适当增加运动锻炼，以巩固机体对汗液的调节作用。人体耐热程度的强弱，与体内细胞中热应激蛋白的多少有关。经常坚持运动的人，体内热应激蛋白合成显著增多，对热的耐受力增强，可抵挡高温热浪的侵袭。不爱运动经常待在空调屋的人，体内的热应激蛋白合成减少，对高温的耐受力下降，就很容易出汗。

③ 饭前把头发扎起来。长发美女可以在饭前把头发提前扎起来，这样脖子周围会更凉爽。脖子体温降低，头面部也会凉爽一些。

④ 把领口散开。不妨在吃饭前把领口散开，这样吃饭时热气会随着领口散发出去。额头和脖子上出汗也要立即擦掉。

❀ 少喝咖啡，多喝花草茶

一位杂志社编辑，网名叫"两杯咖啡"。哪天不喝两杯咖啡，她就提不起精神，浑身无力。我告诉她，偶尔喝一杯热咖啡，确实有暖胃提神、消除疲劳的功效。但咖啡中含有大量的咖啡因，咖啡因有利尿作用，咖啡喝多了，热量会随着尿液排出体外，会造成体寒。

我真心觉得茶比咖啡要好。如果大家觉得清茶过于口味单调，那么不妨试试花草茶。下面介绍几款适合女性饮用的花草茶，既有情调，又有暖体、养颜的作用！

姜红茶，温中散寒效果佳

原料 生姜10片，红茶3克，红糖适量。

做法
1. 将红茶、生姜一起放入砂锅中，加入适量清水，大火煮沸后转小火。
2. 煎煮15分钟后，关火，滤出汤汁。
3. 加入红糖调味，搅拌均匀即可，趁热饮用。

功效 温中散寒，养血活血，可有效预防感冒，改善冬季手脚冰凉的症状。

山楂玫瑰茶，温经通络

原料 山楂30克，玫瑰花10克，枸杞子15克，茉莉花10克。

做法 先将山楂、枸杞子煎汁，然后冲入装有茉莉花、玫瑰花的容器中，稍煮后即可饮用。

功效 补益肝肾，温经活血通络。特别适合气温降低的秋冬饮用，还有美颜的功效。

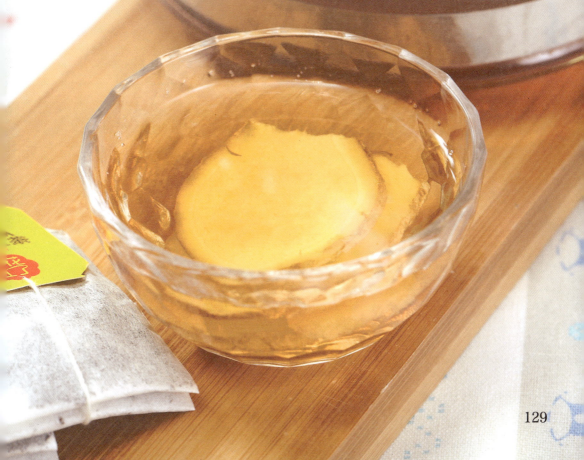

❋ 夏天最忌贪凉食

炎热的夏季，人很容易食欲不振，总爱吃点凉的、爽口的食物，或进屋就猛灌一杯冰水或一听冰啤酒。夏季天气炎热，偶尔吃几次凉粉、凉菜，或者冰淇淋、喝冷饮是可以消暑解渴的，但经常不吃热的饭菜和熟食，夏季就容易大热与大寒并存，春冬二季之寒散发不出去，导致体寒加重。另外，饮水时，冰水、冷饮喝太多了会导致胃部寒凉，建议用冰糖绿豆水或柠檬蜂蜜水来代替。

水果蔬菜不断，为何便秘加重

有些女孩子，一到夏季，就开始谋划着靠蔬菜水果减肥计划。于是，几乎顿顿都是水果沙拉、蔬菜沙拉。结果减肥效果不大，便秘却加重了。为什么吃了这么多水果蔬菜，便秘会更加严重了呢？

因为生冷的蔬菜、水果入腹，会降低肠胃的温度，导致肠道收缩，蠕动速度变慢。时间长了，消化机能就会变弱，而且身体必须分一部分热量去加热肠胃。食物会停留在肠胃中，加剧便秘。

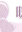 **暖体爱心小叮咛**

生鲜蔬菜VS加热后蔬菜

很多营养专家建议大家多吃生鲜蔬菜，这是因为生鲜蔬菜富含大量的纤维素和维生素，有利于机体吸收完整的营养和促进肠道蠕动。从中医学角度来讲，一周吃3~4次生鲜蔬菜是合宜的，而且最好在温度较高的中午吃。凡事过犹不及，夏季一味只吃生鲜蔬菜，易造成寒性体质。

吃下肚的冷果蔬菜，首先造成内脏受凉，久而久之，整个身体就会变凉，而且消化能力也会下降，影响营养成分的吸收。加热过的蔬菜比生蔬菜柔软，更容易消化。而且加热能提升蔬菜的营养价值，让身体吸收更多的营养。尤其是体温下降的晚餐时间，人的活动量减少，特别容易着凉。因此建议晚餐加入一些具有暖胃效果的根菜，比如白萝卜、莲藕、山药、大葱、胡萝卜等。

冰糖绿豆水

原料 绿豆1小把,冰糖适量。

做法 绿豆洗净,放入水中煮开,加入适量冰糖,再续煮5分钟即可。

功效 绿豆水如果想解暑,只需要煮5分钟即可,如果煮的时间太久,就不具有消暑功效而是解毒功效了。注意绿豆冰糖水不用放入冰箱,直接续在凉水壶中即可。下班后喝一杯,解暑还不寒凉。

柠檬蜂蜜水

原料 蜂蜜(未结晶)1瓶,柠檬3个,空玻璃瓶1个。

做法 1.柠檬洗净,用干净抹布将柠檬擦干,然后去蒂,切成厚薄均匀的薄片。
2.空玻璃瓶洗净,用开水烫洗,倒扣瓶口晾干。
3.在空玻璃瓶中依次放入一勺蜂蜜、一片柠檬,如此叠加直至瓶满,盖紧瓶盖,放入冰箱冷藏三天即成。

功效 消暑解渴,预防便秘,美容养颜。

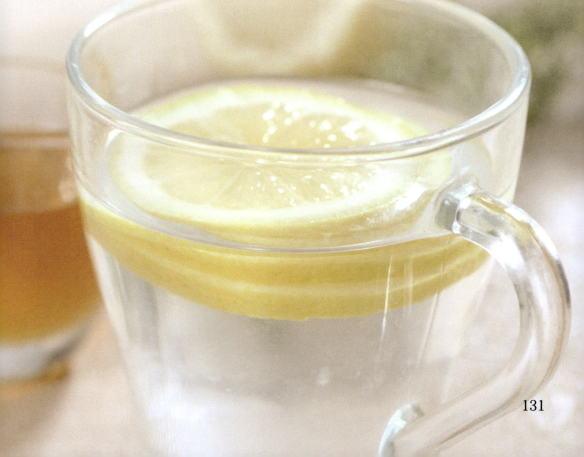

🌸 你的被褥是不是有点潮

你经常晒被子、晒枕头、晒床垫吗？我相信很少晒被子的女性朋友一定不在少数。

被子潮湿能滋生体内寒气。晚上睡觉时人的体温本来就最低，如果贴身的被褥总是潮潮的，人就像裹着一条潮湿的毛巾睡觉，自然就容易受寒了，也容易滋生螨虫，增加患皮肤病的概率。那么，我们应该怎样避免被褥潮湿呢？

① 天气晴朗时，常晒被褥，包括枕头、毯子等，防潮又杀菌。如果是夏季的晴天，暴晒20~30分钟即可；如果是冬季的晴天，可以晒1~2个小时。

被褥晒了一定要记得在太阳未落山之前收哟！不然晒了星星或月亮，本来阳光晒干的被褥又会被晚上的风寒之气弄潮了。

② 勤换床单被罩。如果你不能保证经常晒被褥，那么一定勤换床单、被罩。洗净的床单、被罩最好是太阳暴晒的。这样至少可以保证直接接触皮肤的被褥表面是干净干燥无菌的。

③ 起床不要立即叠被子。不要认为起床后赶紧把被子叠成豆腐块是很好的习惯，正确的方式应该像宾馆一样将上半段被子掀开，平铺在床上，或者起床后半小时再叠被子。因为早晨刚起来时被子还是温温的，在这种状态下人体留在被褥上的

床单、被罩、沙发巾都要勤加换洗。

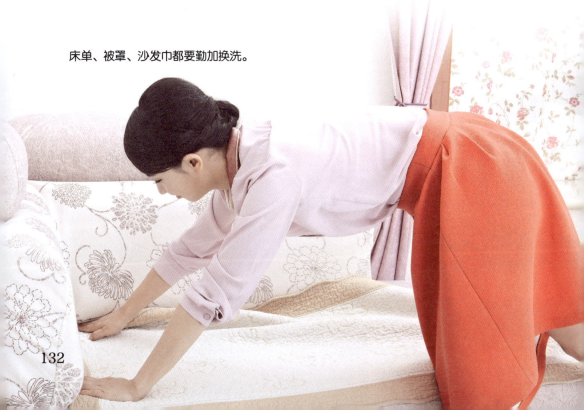

汗水更容易蒸发。宾馆经常把上半段被子掀开，是因为上半身出的汗更多，稍微晾一下被子就不会那么潮湿了。

❈ 夏季地铁、公交空调凉，不要不在意

夏季地铁和公交车上空调的冷气都开得非常足，很多人都认为冷点无所谓，挺挺就过去了。然而对于女性来讲，可不是挺挺就过去的事儿。

今年夏天来我这里看感冒、咳嗽的女孩子很多，十有八九患了风寒，吃清热解火的药物自然不管用。为什么夏天这么热，她们却还患了风寒感冒或寒咳？其中有一个很少人注意的原因就是乘坐的地铁、公交上的冷气开得太足，冷风让人透心凉。不仅仅感冒、咳嗽，还有些人肩周炎、颈椎病也犯了。所以，不能忽视地铁、公交车的空调冷风！

给自己添加几件"保暖神器"

① 准备一件轻薄外套。女孩子出门前可以准备一件易折叠的轻薄外套，在路上可以放入手提包中，上了冷气充足的地铁或公交车上，可以穿在身上保暖。

② 舒服的平底鞋。赶地铁很辛苦，建议女孩子们准备一双舒适的平跟鞋，既走路舒服还利于保暖。最好准备一双丝袜，也是保护足部不受凉的好方法。

③ 遮阳帽的重要性。如果你一吸冷气就容易感冒咳嗽或头痛，最好准备一顶遮阳帽，在户外可以戴在头上遮阳，在地铁和公交车上可以阻挡头顶上的空调冷风。

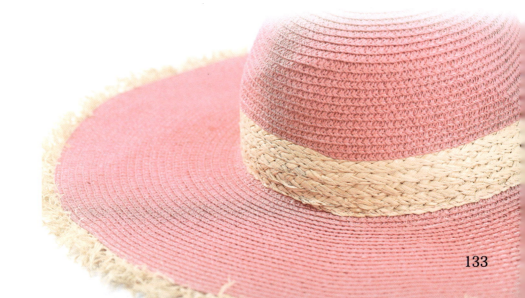

休闲放松，这么做最暖身

体质寒凉的女性，无论在身体上还是心理上，都容易处于一种紧张的状态。其实，放松身心，让肌肉和大脑都放松下来，也是一种温暖自己的好方式。

❀ 泡澡要比冲澡好

放松身心最好的办法莫过于泡一个热水澡。注意我这里说的是"泡澡"而不是"淋浴"。在浴池或浴盆中放满38~42℃的热水，泡上半个小时，全身的每一个细胞都会舒张雀跃，全身暖洋洋的，非常舒服。

为什么选择泡澡而不是冲淋浴，是因为泡澡能将全身浸泡在浴池内。人体在浴池中受到水的浮力，可以使全身的肌肉（尤其是腰部和下半身）和关节从平常的重压之下解脱出来，疲惫感得到缓解。

为什么水温要保持在38~42℃呢？因为这个温度比人体体温稍高一点点，身体在泡浴时很舒服而又不感觉到烫，而且在这种温度的温柔刺激下，血液和淋巴液的循环都会非常顺畅，体温慢慢升高，紧张情绪得以逐渐消除。

泡澡是一件非常放松的事情，除了用自己喜欢的沐浴露外，介绍几种在家就可以轻松DIY的"药浴"，可以满足大家的不同需求呢！

不同药浴的做法与功效

盐浴		将1袋500克的海盐放入浴池中充分搅拌	发汗散寒，保温杀菌
橘皮浴	橘皮	将2~3个干橘皮的量放入浴池中	舒缓心情，消除压力

姜浴		将1块生姜磨碎装入布袋中，泡入浴盆中	祛寒御百邪，辅助治疗感冒、腰疼、风湿等症
柠檬浴	柠檬	将1个鲜柠檬切片，放入浴盆中	美白肌肤，缓解压力

✽ 阳光是个宝，晒晒全身好

一些女孩子对阳光避之如虎，担心紫外线辐射，把自己晒黑或晒出斑，出门穿防晒衣、遮阳帽、墨镜等，恨不得把自己全副武装起来。阳光真有那么可怕吗？

大家害怕阳光，主要是阳光中有大量的紫外线。紫外线虽然对人体有辐射，但也有杀菌的作用。大多数情况下，紫外线辐射对人体的伤害并不大。现在天气预报还会预报紫外线指数，大家可以根据这个指数来进行简单预防，就可以免受或减少紫外线辐射的伤害。

紫外线指数	紫外线强度	怎么防护
0~2级	最弱	对人体无太大的影响，外出时戴上遮阳帽即可
3~4级	弱	除戴上遮阳帽，还可以涂上防晒霜，以免皮肤受到危害
5~6级	中等	外出时最好在阴凉处行走
7~9级	强	在上午10点至下午4点这段时间最好不要到沙滩上晒太阳
大于10	极强	应尽量避免外出，此时的紫外线辐射极具伤害性

暖体爱心小叮咛

美丽女人的日光浴

清晨太阳刚刚升起，我们面向太阳，双目微闭至稍露光线，然后调节呼吸，缓慢均匀地仰头伸颈，吸入空气、阳气及热量至腹部丹田。片刻后，以同等速度缓缓吐出空气。以上动作重复5~10分钟，像瑜伽一样优美，又享受到阳光的舒适。

通过上述表格，我们了解到，紫外线的辐射并没有那么可怕，只要适当防护即可。"阳光是个宝，晒晒身体好""冬季阳光贵如金"，阳光是大自然馈赠给人类最天然的保健药，不仅可以促进维生素D的生成和钙质的吸收，预防骨质疏松和佝偻病，还可以杀菌消毒，减少感冒。尤其是阳光温煦的冬季，晒晒太阳可以保暖，促进血液循环，让我们周身舒坦，心旷神怡，还可以降低患心脑血管疾病的概率。

❋ 论泡脚的重要性

有人说，足是"人之根本"；有人说，足是人体的"第二心脏"；有人说："女人先看足"；"春天洗脚，升阳固脱；夏天洗脚，暑湿可祛；秋天洗脚，肺润肠濡；冬天洗脚，丹田温灼"，对于女人来讲，泡足尤为重要。如果我们能坚持天天泡脚，不仅可以百利通利，消除疲劳，还可以御寒保暖，延缓衰老。

百病从寒起，寒从脚下生

"百病从寒起，寒从脚下生"，脚离心脏相对较远，血液到此速度会减慢，因此脚的温度一般较低。倘若下肢的气血瘀滞，脏腑功能必然会受到影响，疾病由此产生。所以说，做好足部保健至关重要，不仅可以强身健体、延缓衰老，还能对某些疾病起到辅助治疗与预防保健的功效。

热水泡泡脚，气血畅通百寒消

对于容易手部冰凉的女性朋友，如果不想喝苦苦的中药，也懒得来医院刮痧拔罐，我就建议她们平时少吃生冷食物，每天晚上坚持热水泡脚30分钟。这里给大家讲讲如何科学泡脚祛体寒。

首先，水温保持在40℃左右为宜，不可太高也不可太低。在泡脚过程中不断加入热水，防止水温下降。

其次，水量要足，最好足浴盆或木桶，或者是比较深的水盆。水量以没过足踝为宜。

再次，泡足的时间以20~30分钟为宜，或者说以泡到后背或前胸微微出汗为宜。出汗了说明你的经络畅通；如果不出汗，则说明经络有些瘀堵的地方。可将60克花椒装在一个布包内，加到水中煮，之后用花椒水泡脚，每天泡半小时。

❊ 寒湿酸痛，热敷止痛效果好

大家经常会因为受寒而四肢寒凉，或者颈肩部、背部酸痛，这都是寒气导致气滞血瘀所致。最简单的方法就是热敷。热敷疗法是中医一种古老的外治疗法，即用热毛巾、热水袋等热的物体放置在酸痛处来消除或减轻疼痛。其原理是改善局部的血液循环，起到祛寒消肿、减轻疼痛和消除疲劳的作用。

一学就会的家庭常见热敷法

热敷法最容易操作，家庭中用热毛巾或热水袋温热受寒处即可。下面给大家简单介绍一下。

湿毛巾热敷法

用干净的毛巾放入热水中浸湿略拧干，以不滴水为限，放在需要热敷的位置，温度以不觉得烫为度，时间一般为15~30分钟，可2~3分钟更换一次热毛巾。

适应症：感冒发烧头痛、膝盖受凉疼痛。

热水袋干热敷法

将热水袋中注入55℃左右的热水，水量约占热水袋的1/2~2/3，排空空气，确保无漏水。用热水袋热敷法的穿透力不如湿毛巾热敷法，因此时间一般建议在30分钟以上。

适应症：痛经肚子疼、胃寒胃疼。

热敷进阶之穴位热敷法

家庭常见的热敷法是热敷在疼痛点，疼痛点就是中医所说的阿是穴。大面积热敷阿是穴的同时，如果重点热敷几个关键的穴位点，热敷可以起到事半功倍的效果。

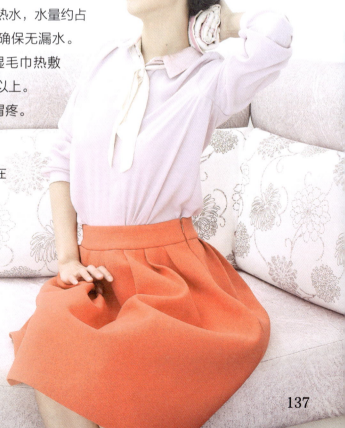

热敷阿是穴：就是热敷疼痛点、压痛点，常见于肩周炎、腰疼、腿疼等。注意：皮肤上有湿疹、皮炎或化脓时不得热敷。

❋ 桑拿和汗蒸，排寒又通络

我在前面章节简单提到过桑拿和汗蒸，这里详细介绍一下。我是桑拿和汗蒸的推崇者，对体寒或产后的新妈妈，我都建议她们有时间汗蒸一下。现在很多医院的中医康复科都开展有满月发汗项目，其实就是利用汗蒸的原理把产后妈妈体内的寒气发散出来，对身体康复效果很好。

桑拿除寒消疲倦

桑拿起源于芬兰，因此也称为芬兰浴，是指在封闭房间内用蒸气对人体进行理疗的过程。桑拿室一般是特制的木屋，温度在60~70℃之间，利用对全身反复干蒸冲洗的冷热刺激，使血管反复扩张及收缩，从而使全身各部位肌肉得到完全放松，达到消除疲劳，恢复体力，焕发精神的目的。洗桑拿不仅仅是身心放松的享受项目，同时对风湿症、关节炎、腰背痛、支气管炎、神经衰弱等均有一定疗效。

汗蒸祛寒养容颜

汗蒸是韩国休闲热疗的一个项目。建议大家去专业的汗蒸馆进行汗蒸。汗蒸房的温度平均在42℃之间，汗蒸的时间一般控制在40~60分钟。有体寒症的女性一定要试试汗蒸，绝对是祛寒暖体又美容靓肤的绝佳选择。

❋ 睡前勤梳头，暖体睡得香

梳头要用宽齿扁梳，梳头发的次数一定要超过你的年纪，年纪愈大，梳理头皮次数也需要愈多，而且每一个部位

暖体爱心小叮咛

桑拿和汗蒸的宜忌人群

哪些人适合做桑拿和汗蒸：体质较寒，机体缺乏热量或能量的亚健康人群；产后（1个月）康复、病后复健、体力消耗工作者和紧张脑力工作者；有抗菌美容、美肤塑身或改善面部微循环的爱美女性；希望改善机体内循环，促进新陈代谢，保持年轻延缓衰老的朋友。

哪些人不适合做桑拿和汗蒸：处于月经期女性或者孕妈妈；皮肤病患者，尤其是传染性皮肤病患者不得进入公用的桑拿室或汗蒸馆；高血压、低血糖、心脏病等重大疾病患者也不宜。

需要注意的是，桑拿和汗蒸虽然好处多多，但也要适量。一般建议汗蒸1个月5~6次就好，桑拿可以多洗几次。

都要梳到。人体的头皮上也有很多穴位，常梳头可以让头部的血液循环更加顺畅，头发也会柔顺光亮。

一日三梳头，疏通肝经不犯愁

很多年轻的白领容易头痛，这是肝郁羸弱所致。足厥阴肝经循行向上与督脉会于巅顶，又通过督脉影响于头。若肝失疏泄，经脉失和，即可致头痛发作。勤梳头，尤其是晚上睡觉之前梳头，对这些穴位进行按摩，具有疏通经络、解郁平肝、清心宁神等功效。

梳头的正确方法：选择牛角梳或梳齿稍稀的木梳，每晚梳头100下，力度适中，保持匀速，前后左右，顺梳逆梳，都要梳到，梳到整个头部血脉完全畅通。

睡前按摩头部

如果晚上很难入睡，不妨在睡前按摩几个头部的穴位，有助于改善睡眠不佳、夜不能寐的情况。

按摩整个头部

如果你的头发易断，可以用手指代替梳子梳头，方法就是把指甲剪短，双手十指自然分开并弯曲，由前向后、由中央向两侧，反复用指腹梳头，边梳边用指腹揉搓头皮。

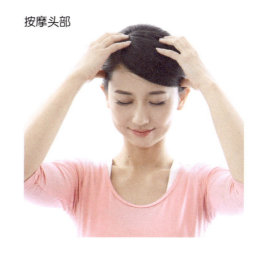

按摩头部

按摩百会穴

两耳尖连线于头顶中线交叉处即为百会穴，以食指和中指对百会穴进行轻轻的按摩，每次大约为1分钟。按摩百会穴有助于稳定心神。

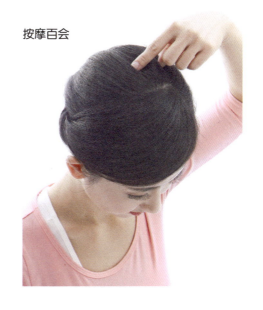

按摩百会

动动身体,气血旺了就能暖

生命在于运动,如果你一整天不运动,气血自然瘀滞体内,身体就容易寒凉。运动,是不花钱的养气血之法。动一动,你的身体就会暖起来。

❀ 清晨拍拍手踢踢腿,祛除寒气阳气来

一日之计在于晨,睁眼后先唤醒身体,让全身暖和起来吧。

拍手法

暖体健身原理

人体的手部有很多穴位和脏腑反射区,清晨拍拍手可以温柔地唤醒沉睡一夜的血管,增强心脏功能,促进心肌供血能力。建议健康女性每天清晨拍手5分钟,开启一天的活力;体寒或中老年女性每天拍手20分钟,有助强身健体。

具体操作

第一步 实心掌拍手法。十指自然张开,双手用力合掌拍打(图①)。

第二步 空心掌拍手法。手掌呈空心状,只拍手指尖和手掌边缘部分(图②)。

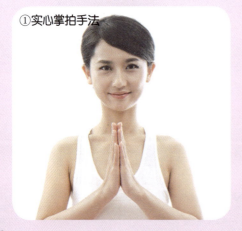

①实心掌拍手法

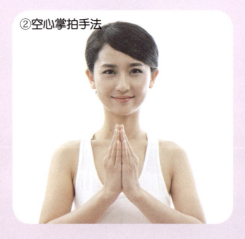

②空心掌拍手法

伸展上肢

暖体健身原理

伸展运动可以唤醒肌肉组织，让沉寂一夜的血液重新顺畅流通，同样具有暖体健身的功效。

具体操作

第一步 伸懒腰。将枕头垫在背后，两手向后伸直，并伸展身体做伸懒腰动作（图①）。

第二步 伸展肩关节。双手上举过头顶，自然交握在一起。先向左扭动8个节拍，然后再向右扭动8个节拍（图②、图③）。

第三步 扩胸运动。双手举至胸前，掌心向下，做扩胸运动8次。然后掌心向上，伸展双臂，做扩胸运动，同样做8次（图④、图⑤）。

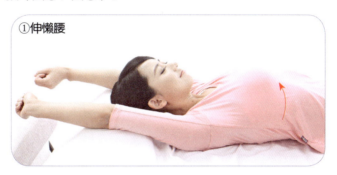

①伸懒腰

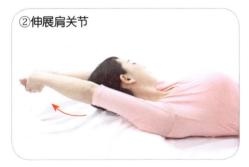

②伸展肩关节

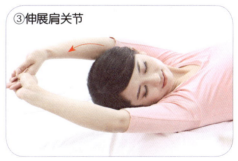

③伸展肩关节

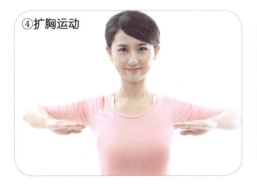

④扩胸运动

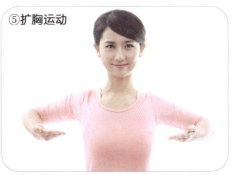

⑤扩胸运动

踢踢下肢

暖体健身原理

踢腿运动不单单能活动关节，还有防治老寒腿、瘦腿瘦小腹的功效。非常适合容易腿疼或有瘦身需求的年轻女性朋友练习。

具体操作

第一步 踢腿运动。取仰卧位，双手自然放在身侧，先向上踢左腿，然后再向上踢右腿。各做8次（图①、图②）。

第二步 蹬自行车。继续取仰卧位，双腿做蹬自行车的动作。根据自身劳累程度，每日蹬20~50次不等（图③、图④）。

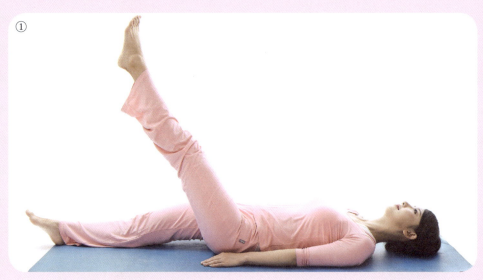

①

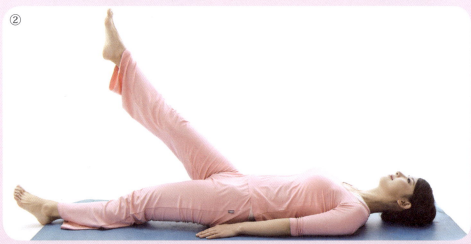

②

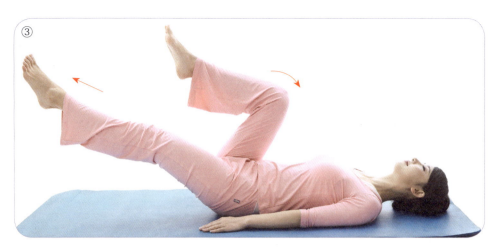

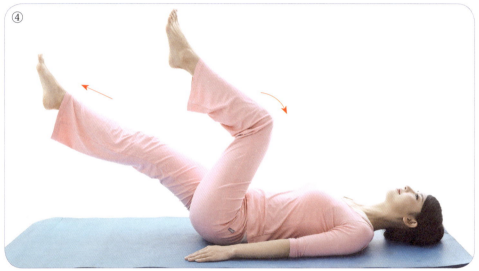

四肢运动

暖体健身原理

晃晃四肢热热身，堆积在身体末端的血液就会回流到心脏，让全身都会充满活力。

具体操作

第一步 四肢托天。仰面朝上，伸出双手双脚，用力向上，做推天花板状。做8次（图①）。

第二步 抖动四肢。继续保持手脚朝天的状态，抖动四肢20秒左右，然后放下四肢（图②）。

①四肢托天　　　　　　　②抖动四肢

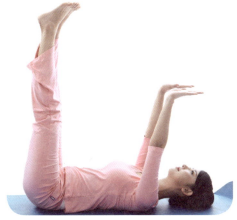
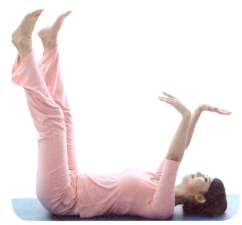

❀ 快步走，活力自然有

说到健身，很多人都说没有时间和条件。其实健身没有那么多讲究，不用必须去健身房办理昂贵的健身卡，也不用准时准点去瑜伽房练习瑜伽，你完全可以利用上下班的路上轻松健身。最适合上班族的健身运动就是快步走，每天快步走半个小时，活力自然有。

快步走是上班族最适宜的健身方式

相对于慢步走，快步走可以更大限度地锻炼下肢肌肉。快步走是上班族最适宜、最简单的健身方式。我曾特别观察过，在市中心上班的白领大多坐地铁上班，而最近的地铁站距离公司往往有段可以行走的路程。如果利用好这段时间进行快步走，那么每天快走健身的目标是可行的。

对人体体温影响最大的是肌肉，而人体70%的肌肉聚集在腰部以下。要想提高

> **暖体爱心小叮咛**
>
> **不同人群的走路步数稍有不同**
>
> 每天走路一万步，对于30~45岁的健康成人最为适宜。60岁以上者建议每天走7000步，70岁以上者建议每天走6000步，也可以以"调动自己60%的体力"为健身标准。衡量是否运用了60%的体力，可通过"160-年龄=运动时每分钟的脉搏数"这个公式计算测定。比如40岁的人，160-40=120，即每分钟能让脉搏数为120的运动量正合适。

体温，通过快步走来锻炼腰腿肌肉是切实可行的。体温上升，摄入体内的脂肪和糖等营养物质以及体内产生的尿酸等各种废物会充分代谢。每天坚持快步走的人很少患肥胖症、腰腿疼、骨质疏松症等。

快走的好处不光是增强肌肉，提升体温，还能带动全身运动，既能预防动脉硬化，又能提高消灭体内癌细胞的能力。有数据表明，运动量多的老鼠要比运动量少的老鼠患癌症的几率低。

在快走的过程中，身体会逐渐暖和起来，体内的寒气蒸发消散，心情也会变得明朗。

正确快步走这样做

①基本姿势　一定要抬头挺胸并收腹，腰背挺直，不要像跑步那样前倾身体，目光始终向前，双臂自然摆动。

②脚步要求　要迈大步，跨步时脚跟先着地，随后让脚底、脚趾着地，脚尖直指前进方向，膝盖不要过度弯曲。

③速度要求　因人而异，一般建议每分钟走120~130步。以微出汗、有点喘，但不影响说话为度。

快步走的要诀

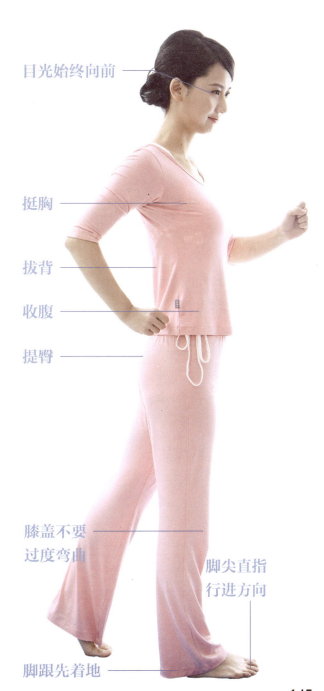

目光始终向前

挺胸

拔背

收腹

提臀

膝盖不要过度弯曲

脚尖直指行进方向

脚跟先着地

❋ 适合在办公室做的微运动

办公室是很多女性待的时间最长的场所，就算不上班，也大多坐在家里。中医认为，久坐伤肉。有一些特别适合办公室的微运动，可以让你健康和舒压两者兼得。

颈肩部运动

暖体健身原理

办公室女性最容易颈肩难受，这是因为长期固定的坐姿让脊柱的压力大幅度增加所致。如果再缺乏锻炼，脊柱的肌肉无力，而身体所有的重负都压在脊柱上，颈肩病就在所难免。以下颈肩部微运动可以锻炼局部的肌肉。

具体操作

第一步 颈部运动。取坐位，臀部稍靠前，约在椅子前三分之一位置。双手自然下垂，低头，让下巴去够胸前骨，保持5秒钟（图①）；再向后仰头，眼睛看天花板，保持5秒钟（图②）；头部先向左偏，尽量靠近左肩（图③）；再反方向向右偏，尽量靠近右肩（图④）。左右偏头动作各做5次。

第二步 肩关节活动。取站立位，双脚自然分开，与肩同宽。双手四指自然放在肩上，按顺时针方向做划船动作（图⑤~⑦）；然后按逆时针方向同样做划船动作（图⑧~⑩）。各匀速做5次。仿游泳姿势，以肩关节为轴，前伸双臂，往前后方向各绕转5次（图⑪、图⑫）。

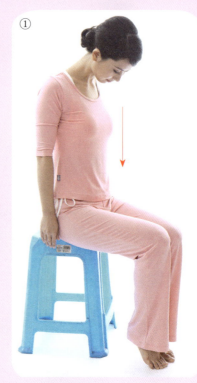

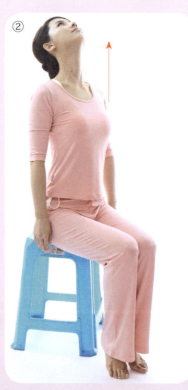

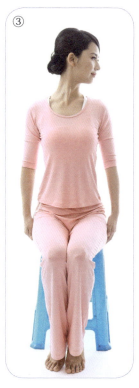
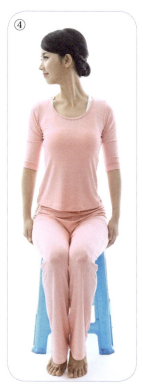
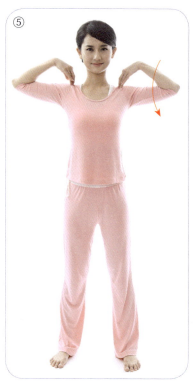
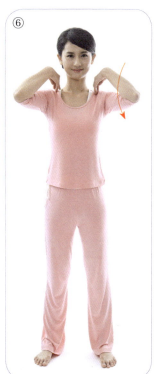
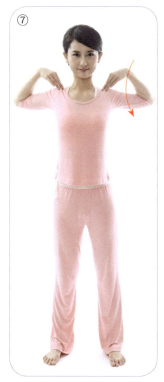
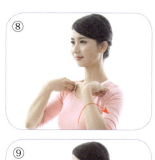
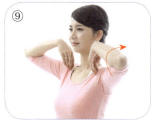
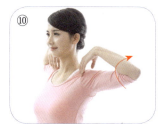

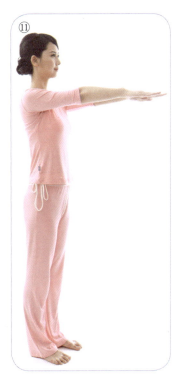 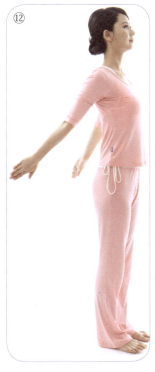 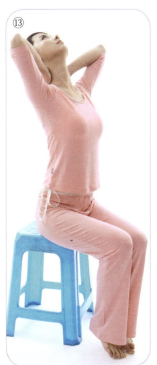

第三步 放松颈肩肌肉。五指并拢，双手交叉放在脖子后面，尽量让脖子往后靠，眼望天花板，双手做抵抗，使颈部肌肉和双手较劲，持续10秒钟后松开。反复做几次，感到颈部肌肉酸痛为止（图⑬）。

背部运动

暖体健身原理

腰酸背痛同样是困扰白领丽人的一大病症。背部微运动可以锻炼、拉伸背部肌肉，同时还可以带动臀部和大腿后侧肌肉的拉伸锻炼，缓解这些部位的肌肉疲劳。

具体操作

第一步 背部扭转。取坐位，臀部稍靠前，约在椅子前三分之一位置。后背挺直，双腿并拢，先左手扶后椅背，右手扶左扶手，向左扭转腰部（图①）；再反方向向右扭转腰部。各保持30秒。

第二步 背部后仰。姿势不变，双手分别扶两边椅背，往前挺胸，臀部稍离座，身体伸直，头向后仰，扩展胸部（图②）。

第三步 拉伸背部。面向桌子，双腿自然站立，与肩同宽，手臂向前平举，屈膝手扶桌面,双脚后退一步,背往下压,收腹提臀,拉长脊背(图③)。

第四步 背燃脂。取站立位,双腿自然分开,与肩同宽,双臂自然下垂。双手合十放在腰后,上半身后仰,手臂向后延伸的同时向上尽量抬高,在极限处保持10秒钟,反复动作5次(图④)。

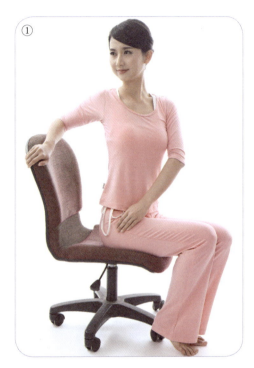
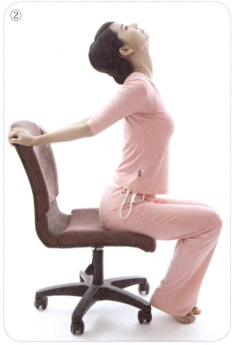
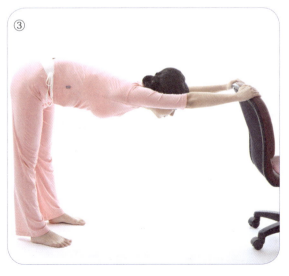
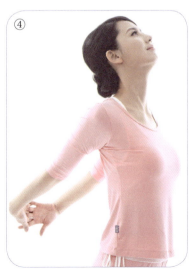

腰部运动

暖体健身原理

长期久坐还会腰椎难受，赘肉横生。工作间隙在办公室活动活动腰部，不仅可以缓解腰椎疼痛，还有壮腰健肾、修炼小蛮腰的功效哟！

具体操作

第一步 腰部前沉运动。右脚向右跨一步站立，双腿蹬直，双臂侧平举，腰向前弯，与腿呈90°直角（图①）。先用右手摸左脚尖（图②），左手自然上举，再用左手摸右脚尖（图③）。反复8次。

第二步 腰部前后运动。双脚分开，与肩同宽，双臂平行上举，手臂内侧紧贴双耳（图④）；腰向前弯曲，双手手掌伸直向下摸地（图⑤），然后站起来，上身向后仰，眼睛看天花板（图⑥）。如此反复做8次。

第三步 扭腰运动。取站立位，双脚自然分开，与肩同宽。双手叉腰，腰部先向左侧弯曲（图⑦），再向右侧弯曲（图⑧）。还原体位后，先顺时针进行扭腰运动，再逆时针进行扭腰运动（图⑨）。四个动作各做8次。

第四步 暖腰运动。双腿并拢站立，腰部放松，双手对搓至手心发热（图⑩），然后将发热的手心贴在腰部（图⑪、图⑫）。待手心变凉后再对搓再热贴，如此反复8次。

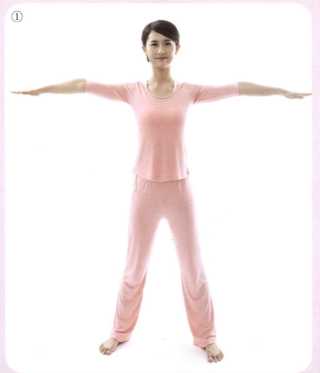

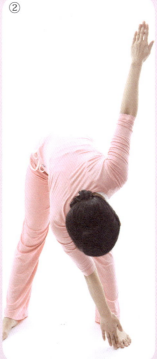

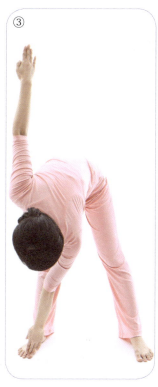

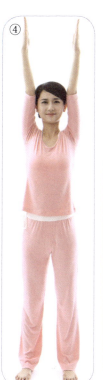

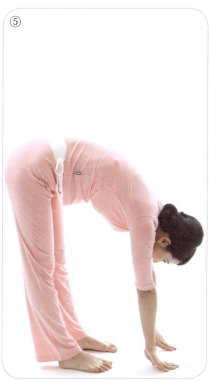

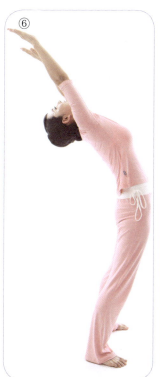

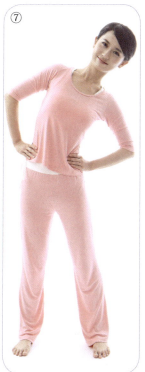

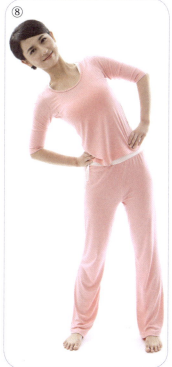

151

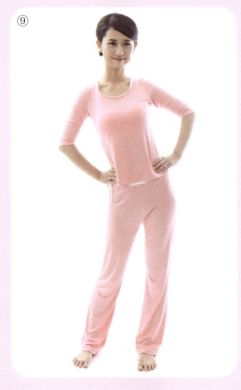

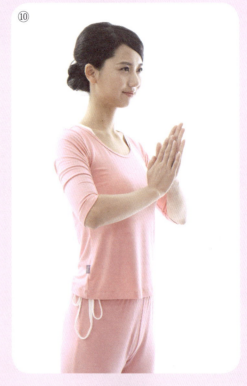

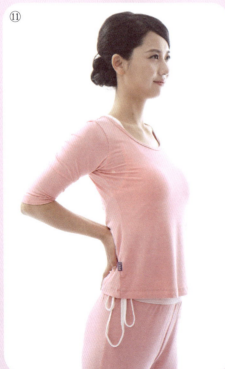

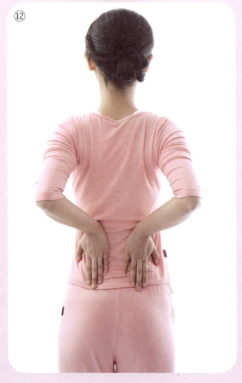

腿部运动

暖体健身原理

腿部肌肉产生的热量，对人体体温的保暖将具有至关作用，因此，腿部运动要重视起来，尤其是久坐不动的女性。

具体操作

第一步 大腿运动。臀部坐满椅子，或者距离椅后背稍有空隙，双手自然垂在身体两侧（图①）。双腿缓慢伸直上抬保持水平状态，保持10秒钟，放下，再放平。如此反复几次，以感到大腿肌肉紧张发酸为度（图②）。

第二步 小腿运动。坐姿不变，右脚尖向前绷紧，缓慢向上抬起右腿，保持水平状态10秒钟（图③、图④）。然后放下右腿，左脚尖向前绷紧，缓慢向上抬起至水平，保持10秒钟（图⑤、图⑥）。

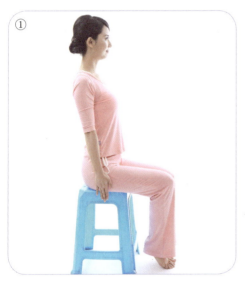
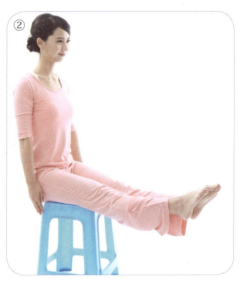
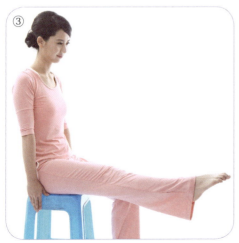
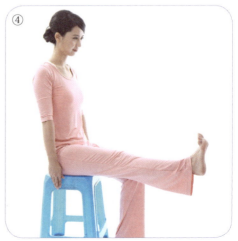

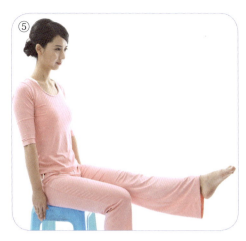
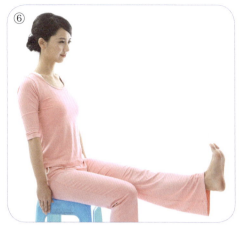

❋ 下班回到家,做下蹲和踮脚运动

有人说,在办公室活动根本不现实,而且害羞的女孩子也不愿意在办公室伸胳膊伸腿。那么回到家看电视时、听音乐的同时,可以做做下蹲运动或者踮脚尖运动。

下蹲运动

暖体健身原理

下蹲,其实就是蹲马步,是强化锻炼腰部、大腿等下肢肌肉简单、有效的运动方式。可以在短时间内促进心肺血液的循环,达到健身暖体的目的。

具体操作

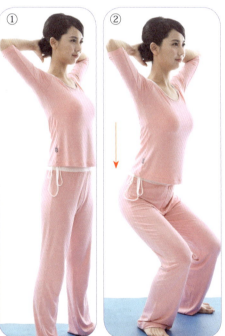
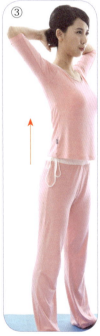

第一步 预备式。双脚自然分开比肩稍宽,双手交叉放在后脑勺(图①)。

第二步 下蹲。保持背部挺直,吸气下蹲,保持5秒钟(图②)。

第三步 站起。一边吐气一边站起来。反复做15次(图③)。

踮脚尖运动

暖体健身原理

办公室白领久坐或久站后,都会感到下肢酸胀。这时做踮脚尖运动,双侧小腿后部肌肉每次收缩时会促进血液循环。

具体操作

第一步 预备式。双脚自然分开,取站立位(图①)。

第二步 踮脚。吸气,将脚跟抬起,保持5秒钟(图②)。呼气,然后落下脚跟(图③)。反复做15次。

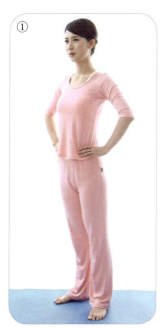 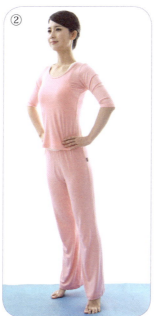 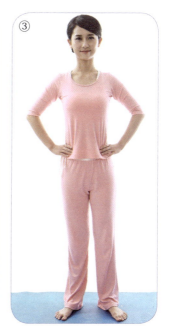

💗 暖体爱心小叮咛

运动完成后放松膝关节和腿部肌肉

无论是下蹲还是踮脚尖运动,对膝关节和腿部的压力比较大,运动后可以放松一下膝关节和腿部肌肉。

膝关节放松法:取站立位,双脚站拢并微微下蹲,双手按住双膝,顺时针转8次,再逆时针转8次。

腿部肌肉放松法:单腿站立,另一只腿轻轻抬起,用双手从上而下拍打抬起的腿部。然后换一只腿拍打。各拍5次。

❋ 活动手脚暖脾胃

人体的手部和脚部都距离心脏比较远。因此，机体一受寒，手和脚就会最先冰冷起来。手部和脚部一样，有人体器官的很多反射区。手脚冰凉时不妨按摩一些穴位和脏腑反射区，加快手部和脚部的血液循环，还能温暖手脚健脾胃。

手部按摩

手部的穴位和反射区

穴位：合谷穴、后溪穴、劳宫穴和阳池穴。

反射区：肾、脾、输尿管、膀胱、肾上腺、垂体等反射区。

具体操作

第一步 用大拇指指腹按揉合谷穴和阳池穴，用食指指尖点按后溪穴和劳宫穴。每穴按揉或点按1分钟（图①~④）。

第二步 用大拇指指腹按揉肾、脾、输尿管、膀胱、垂体反射区，以局部酸麻胀痛为宜（图⑤）。

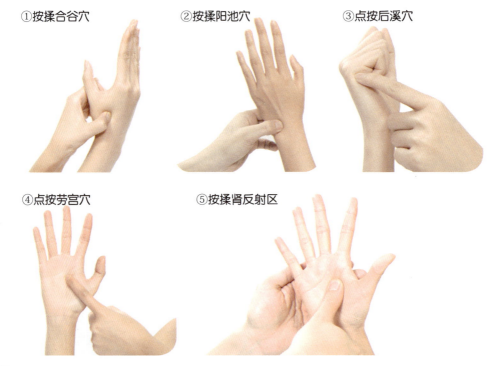

①按揉合谷穴　②按揉阳池穴　③点按后溪穴

④点按劳宫穴　⑤按揉肾反射区

脚部按摩

脚部的反射区

反射区：大脑、脾、胃、胸部淋巴结、上下肾淋巴结、腹腔神经丛、肾、肾上腺、输尿管、膀胱等（具体参考本书113页）。

具体操作

第一步 用大拇指指腹依次按揉腹腔神经丛、肾、肾上腺、输尿管、膀胱反射区，反复按揉10次（图①）。

第二步 点按或用食指扣压大脑、垂体、脾、胃、胸部淋巴结、上下身淋巴结反射区各10~20次（图②、下页图③）。

第三步 推按肺（下页图④）、甲状腺反射区各20次。

第四步 点按肾、心、肩、肘、膝、肾上腺反射区各10~20次，按摩力度以局部有酸痛感为宜（下页图⑤）。

第五步 点按或压刮输卵管、膀胱、尿道反射区，反复操作10次，点按力度以局部有胀痛感但不损伤局部皮肤为宜（下页图⑥）。

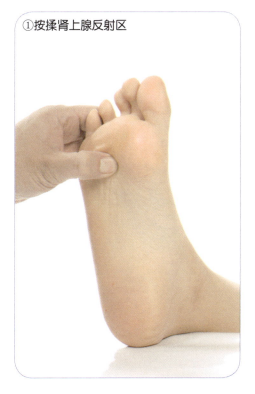

①按揉肾上腺反射区

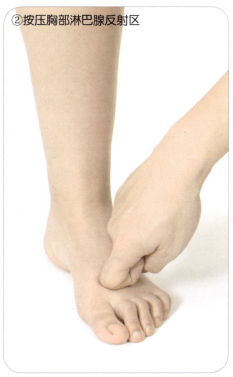

②按压胸部淋巴腺反射区

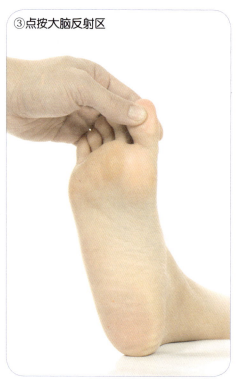

③点按大脑反射区

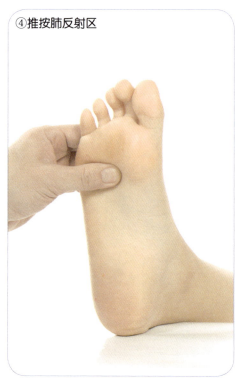

④推按肺反射区

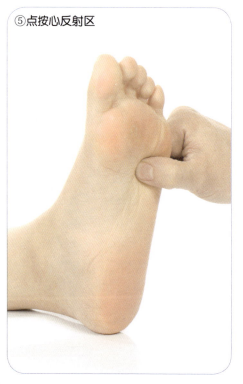

⑤点按心反射区

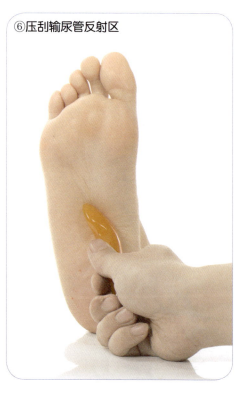

⑥压刮输尿管反射区

Part 5

老祖宗留下的传家宝，祛寒很见效

中医，是华夏子孙与病魔斗争的神兵利器；中医，是流传在中华血脉中的传世瑰宝。艾灸、刮痧、拔罐、足浴等这些中医外治疗法，无一例外都有行气活血、散寒保暖、强身健体的功效，都是可以放在家中的"保健医师"。

艾灸暖经脉，是最佳的补阳方

艾灸疗法历史悠久。早在远古时代，我们的祖先发现，熏烤和烧伤可以减轻或治愈某些病痛，于是用火烧灼的灸法由此诞生。后来，《黄帝内经》中多次提到艾，说明当时人们已经广泛开始使用艾叶制成的艾灸材料温灸穴位或特定部位，以达到治病防病的目的。艾灸疗法，是中华民族传统中医的文化瑰宝之一。

艾叶是多年生草本菊科植物艾的干燥叶片，在全国各地山野均有生长。艾灸，一般是采用上等陈艾，加入数味中药合制成艾炷，将艾炷燃烧后熏灸穴位以治病防病的中医疗法。艾叶性温，属纯阳之性，可生温熟热，具有温通经脉、行气活血、理气祛寒的作用。用艾条来温灸穴位，火柔而温，渗透力极强，可发挥刺激穴位和燃艾温热刺激的双重作用。因此，艾灸被誉为最佳补阳方。

❈ 艾灸暖体的理论基础

传统中医学认为，人体正常的生命活动有赖于气血的作用，气血不足或运行不畅，机体就容易生病、衰败。气血有"遇温则行，遇寒则凝"的特点，艾灸是利用艾火对经络穴位的温热刺激，使气血运行，以火攻邪，从而达到养生保健的功效。因此，艾灸一般用于治疗寒凝血滞、经络闭阻引起的各种寒症，如小腹寒痛、子宫寒凉、痛经、风寒湿痹等。

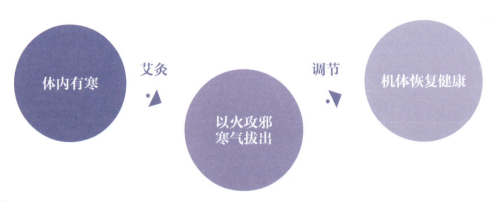

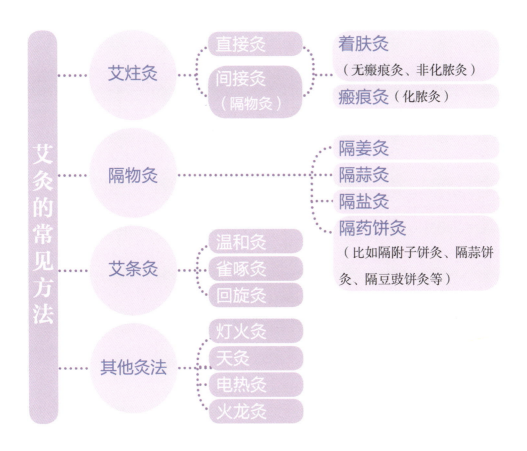

❋ 艾灸的常见方法

艾灸的种类繁多，发展到明清时期，仅艾灸用的材料就有20多种，直接灸和隔物灸的治疗方法多达40余种。

种类不同，灸法也有所不同。我重点介绍几个最常见的、简单易操作的灸法。

艾炷灸

艾炷灸是将干净的艾绒放在平板上，用单手拇指、食指、中指三指一边捏一边旋转，把艾绒捏紧成规格大小不同的圆锥形艾团，称为艾炷。分为小炷、中炷和大炷，小炷如麦粒大，中炷如半个枣核大，大炷如半个橄榄大。艾炷分为直接灸法和间接灸法。

艾灸直灸

艾灸直灸又称明灸，即将艾炷直接置放在皮肤上施灸的一种方法，根据对皮肤刺激的程度不同，又分为瘢痕灸和着肤灸。

瘢痕灸又称为化脓灸，临床上多用小艾炷、中艾炷。施灸前先在施术部位上涂以少量凡士林或大蒜液，以增加黏附性和刺激作用，然后放置艾炷，从上端点燃。1壮艾炷燃尽后，除去灰烬换炷，一般1次可灸7~9壮。灸毕大约1周可化脓，化脓时每天换膏药1次。灸疮一般30~45天愈合，留疤痕。临床常用于治疗哮喘、肺结核、慢性胃炎等。

艾灸时，每燃完1个艾炷叫做1壮。瘢痕灸1壮燃尽方能换下1壮，在1壮烧近皮肤，患者感到灼痛感时，可用手在穴位四周拍打以减轻疼痛。

着肤灸又称为无疤痕灸、非化脓灸，临床上同样多用中炷和小炷。着肤灸不同于直接灸的地方是艾炷燃烧剩下五分之二左右，患者感到烫时就压灭或夹去艾炷，换炷再灸，不会灼伤皮肤，只以局部皮肤充血、红晕为度。着肤灸一般灸3~7壮。此法适用于一切慢性虚寒症，比如咳嗽、痛经、风寒湿痹等。

隔物灸

隔物灸顾名思义，就是在艾炷和皮肤之间隔垫上某种物品而施灸的一种方法，又称为间接灸、间隔灸。隔物灸的隔垫物多为中药，既发挥了药物和艾灸的双重所用，又避免烧伤皮肤，患者的接受度比较高，因此是目前最常用的艾灸法。常见的隔物灸法有隔姜灸、隔盐灸和隔蒜灸。

隔姜灸

隔姜灸是在艾炷与皮肤之间用姜片作为隔垫物而施灸的一种方法。隔姜灸时，一般将新鲜生姜切成2~3厘米长、2~3毫米厚的薄片，并用针或牙签在姜片上刺许多小孔，上置艾炷放在应灸的部位，然后点燃施灸。施灸时，以患者感觉到热，且局部皮肤红晕汗湿

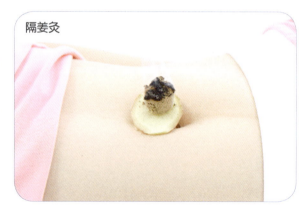

隔姜灸

为度。此法简单易操作，一般不会引起烫伤，可根据病情反复施灸。

姜味辛性微温，入肺、心、脾、胃之经，有调和营卫、散寒发表、祛痰下气、调中和胃、开宣肺气等功效。因此隔姜灸适用于腹痛、腹泻、寒咳、关节疼痛等各种虚寒病症。

隔盐灸

隔盐灸，是将食盐作为隔垫物而施灸的一种方法。因为此种方法只用于脐部，故又称神阙灸。隔盐灸时，将纯净干燥或者炒过的食盐填平肚脐，上置艾炷灸之，如果患者稍感到灼痛，即更换艾炷。隔盐灸一般灸5~9壮。

隔盐灸时，为了避免食盐受热爆裂烫伤皮肤，可预先在盐上放一薄姜片再施灸。

由于食盐咸寒，入胃、肾、大小肠经，有涌吐、清火、凉血、解毒之功效。因此临床常用于治疗痢疾、淋病、急性寒性腹痛、上吐下泻等症。

隔蒜灸

隔蒜灸，是将新鲜大蒜切成2~3毫米厚的薄片，中间以针穿刺数孔，上置艾炷放在应灸的穴位或部位，然后点燃施灸的方法。一般待艾炷燃尽，换炷再灸，多灸5~7壮。

大蒜性温，可祛寒湿、破冷气、健脾开胃，消肿化结止痛，因此隔蒜灸多用于治疗肺结核、腹中积块、囊肿、蛇虫咬伤等。

艾条灸

艾条灸又称为艾卷灸，是将艾条点燃后在穴位或病变部位上进行熏灼的方法。艾条灸一般距离皮肤有一定距离，因此又被称为悬起灸。按其操作方法不同又可分为温和灸、雀啄灸和回旋灸。

温和灸

施灸时，将艾条的一端点燃，对准

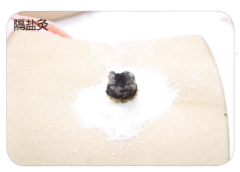
隔盐灸

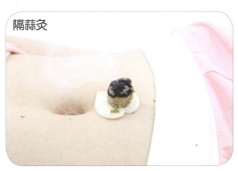
隔蒜灸

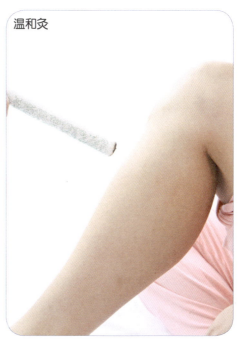
温和灸

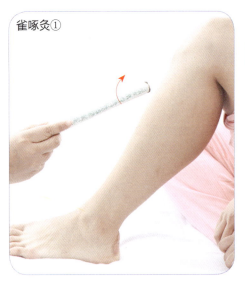
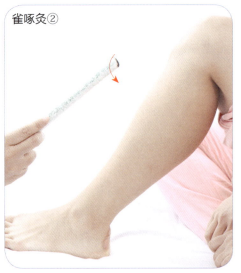

应灸的穴位或病灶，距离皮肤2~3厘米处进行熏灸，使患者局部有温热感而无灼痛为宜，一般每穴灸5~10分钟，至皮肤稍呈红晕为度。此法温通经脉，适宜治疗一切虚寒症。

温和灸适用于小儿或者局部知觉减退患者，医者可将食指、中指置于施灸部位两侧来测知患者局部受热程度，以便随时调节施灸时间和距离，防止烫伤。

雀啄灸

施灸时，将艾条的一端点燃，对准要施灸的穴位或病灶，像鸟雀啄食一样，一起一落，忽近忽远地施灸。每次起落艾条和皮肤的距离约保持2~3厘米，一般可灸5分钟左右，以皮肤出现红晕为度。此法具有兴奋作用，因此多用于小儿寒症或急症抢救等症。

回旋灸

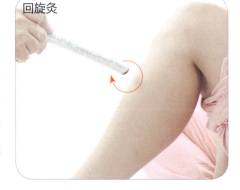

施灸时，将艾条的一端点燃，与施灸部位的皮肤保持一定的距离（距离皮肤约2~3厘米），像熨衣服一样向左右方向平行移动进行回旋施灸。一般灸20~30分钟，适用于风湿痛、神经性麻痹及广泛性皮炎。

✿ 经典艾灸暖体方

艾灸神阙穴，温阳最保暖

中医认为，脐为"五脏六腑之本"，为"元气归脏之根"。体质寒凉的女性，艾灸神阙穴，温阳效果最佳。即便无病，艾灸神阙穴也可达到抗病强体的作用。

【选取穴位】神阙穴。

【标准定位】即肚脐。

【取穴原理】神阙穴位于人体的黄金分割点上，是五脏六腑之本，是连接人体先天和后天之养生要穴。艾灸神阙穴，可最大限度地调动人体各脏腑器官的能动性，让阳气在体内缓缓增长，为体所用。

【具体做法】艾条温和灸：通俗称为艾条悬灸，即点燃艾条后，对准神阙穴，在距离神阙穴约2~3厘米上方处悬灸，以皮肤感到温热舒适能耐受为度。每次时间5~10分钟，每日1次，连灸10次为1疗程。秋冬寒凉季节艾灸神阙穴效果最佳。

注意：为防止艾灰烫伤皮肤，应选择几乎无艾灰的优质艾炷，也可在待灸处铺一层医用纱布。

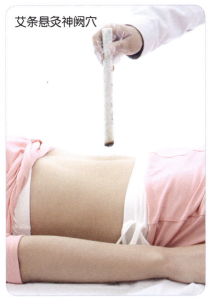

艾条悬灸神阙穴

♥ 暖体爱心小叮咛

灸法的注意事项

艾灸的适应症广泛，疗效显著，但有些灸法（比如化脓灸）会伤害到患者皮肤，因此医生应该根据患者的体质、病情选择适宜的灸法，而且必须事先征得患者同意。

艾灸的治病原理是温经散寒，因此凡属实热症、邪热内炽、阴虚发热等热症均不适合用艾灸疗法。在部位选择上，孕妇腹部、腰骶部不宜施灸。此外，凡接近五官、颈部、前后二阴、大血管走向的体表区域或穴位，均不宜直接灸。

艾灸三阴交 扶正又培元

中医学有"常揉三阴交,终身不变老"的说法,是说三阴交是女性的"巨额财产",可以帮助女性维持年轻状态,延缓衰老,推迟更年期。女性艾灸保健,三阴交穴是要穴,既扶正又培元,能起到健脾益血、调肝补肾的作用。

【选取穴位】三阴交穴。

【标准定位】三阴交穴位于小腿内侧。取穴时,先找到脚踝骨最高点,其上四横指处即为三阴交穴。

【取穴原理】三阴交穴是足部三条阴经的交汇处,脾经的湿热之气、肝经的水湿之气和肾经的寒凉之气均交汇于此。艾灸此穴,可祛湿寒、健脾胃、温肝肾,是女性保健必不可少的重要腧穴。

【具体做法】艾条温和灸:用点燃的艾条对准三阴交穴,距离皮肤2~3厘米处灸10~15分钟。可不定时灸,一日1~2次为宜。

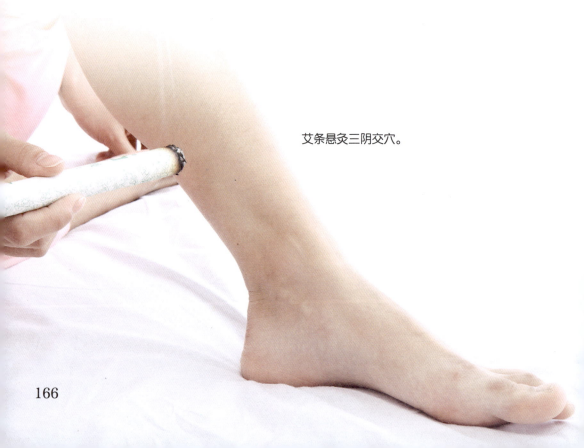

艾条悬灸三阴交穴。

畏寒怕冷 艾灸中脘和关元

畏寒怕冷是体内寒气过重的表征。这是因为寒气让经脉不通，导致机体阳气不足，肢体发冷，甚至还出现疼痛的感觉。艾灸温经通络，补气养血，对缓解女性畏寒怕冷很有效。

【选取穴位】中脘穴、关元穴。

【标准定位】中脘穴位于人体上腹部，前正中线上，脐上4寸。取穴时，采用仰卧位，胸骨下端横线中点和肚脐连接线中点即为此穴。关元穴位于人体下腹部，脐中下3寸处。取穴时将肚脐至耻骨画一条直线，分为五等份，从肚脐往下五分之三处即是关元穴。

【取穴原理】中脘穴是"后天之本"，人体六腑的精气都在此穴汇聚；关元穴是"先天之气海"，是养生吐纳、吸气凝神之处。艾灸这两个穴，可温暖胃腹，培元固本，最适宜女性腹部保暖之用，而且还可调节内分泌、治疗生殖系统寒冷的病症。

【具体做法】艾条回旋灸：点燃艾条，对准中脘穴，在距离皮肤上方2~3厘米处，反复回旋进行施灸。灸完中脘穴用同法灸关元穴。每穴灸10~15分钟。注意：为防止艾灰烫伤皮肤，应选择几乎无艾灰的优质艾炷，也可在待灸处铺一层医用纱布。

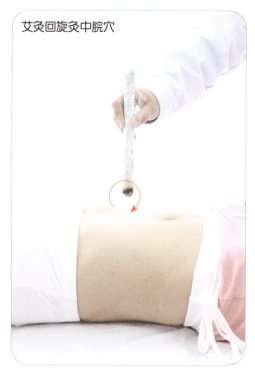
艾灸回旋灸中脘穴

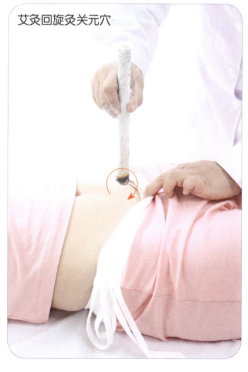
艾灸回旋灸关元穴

刮痧通经络，阳气通达百病消

早在旧石器时代，先民们发现皮肤的某一部位被石器剐蹭后，皮肤会出现紫红反应，某处的疼痛就会减轻，刮痧疗法由此萌芽。元代医学家危亦林在《世医得效方》首次提到"沙瘗"一词，是最早关于刮痧的记载。后来，随着明清两代医学家的不断完善，刮痧疗法终成体系。

时至今日，随着刮痧疗法的迅速普及，不同性质、不同材质的刮痧板、刮痧梳、刮痧棒相继问世。刮痧疗法逐渐从原来粗浅、单一的经验治疗方法发展成今天比较系统的、有改良工具、适应病种广，既可保健又可疗疾的一种绿色生态自然疗法。最值得一提的是，刮痧疗法相对于其他中医外治疗法，有着一看就懂、一学就会的优点，而且一用就灵，是大多数女性朋友轻松养生保健疗法。

❋ 刮痧暖体的理论基础

刮痧疗法以中医理论为基础，用刮痧器具刮拭穴位、经络等处皮肤，通过良性刺激，使穴位、经络等处的皮肤出现潮红、紫红或紫黑色的痧痕，以改善机体局部的血液循环，从而起到疏通经络、活血化瘀、祛风散寒、消肿止痛和增加机体免疫力的作用。刮痧是目前比较流行的一种防治疾病、养生保健的疗法。

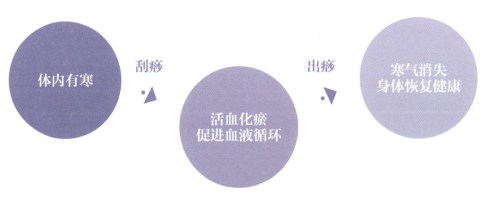

刮痧后皮肤表面出现潮红、紫红或紫黑色痧痕的现象，称为"出痧"。出痧是刮痧后的一种正常反应，数天后可自行消失，无需做特殊处理。刮痧是检测女性体内是否有寒气的方法之一。一般情况下：体内寒气重者出痧比较多。

注意：刮痧受季节、室温、病人体质等各方面因素影响，有些人可能出痧并不明显，比如气虚，此时切忌用力刮痧。只要力量适度地刮一遍，即使出痧量不多，也同样可以达到刮痧的疗效。

❋ 刮痧的常见方法

刮痧需要工具，刮痧板和润滑介质都是必需的。工具的选择直接关系到刮痧养生保健和疗疾的功效。下面先来简单认识一下这些工具。

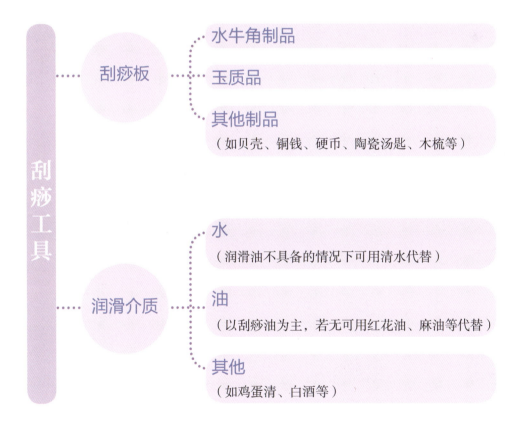

刮痧的操作手法

掌握正确的刮痧操作手法，是学习刮痧的关键步骤。在进行刮痧操作前，一般先在操作部位涂上刮痧油，然后操作者手持刮痧板，让刮痧板的底边横靠在掌心部位，拇指与另外四指自然弯曲，分别放在刮痧板的两侧。

刮痧时，刮痧板紧贴刮拭部位，一般与刮拭方向保持45°~90°的夹角，用力均匀地刮拭，直至皮肤出现痧痕为止。刮拭时要根据患者的反应随时调整刮痧的力度，以达到预期的治疗效果。

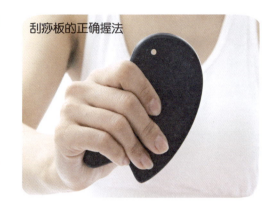

刮痧板的正确握法

刮痧的常见手法

刮痧手法	图片	具体操作	适用部位
面刮法		用刮痧板的长边进行刮痧，需自上而下或由内向外沿同一方向进行反复刮拭。不可来回刮拭。刮痧板与刮拭方向的夹角一般在30°~60°之间	身体比较平坦的部位，比如背部
角刮法		用刮痧板的角来进行刮痧，刮痧板与刮痧方向的夹角一般为45°	多用于四肢、手足等人体面积较小的部位或沟、窝、凹陷部位
点按法		用刮痧板的圆角垂直向下点按穴位所在处，力度逐渐增加，片刻后抬起刮痧板，如此反复多次操作	人体的凹陷部位，如人中、膝眼等穴位

（续表）

刮痧手法	图片	具体操作	适用部位
拍打法		用刮痧板的平面拍打身体表面的腧穴或疼痛部位。拍打前一定要在部位上先涂刮痧油，再行拍打	多用于四肢、肘窝或腘窝处，可治疗四肢疼痛麻木及心肺疾病
按揉法		用刮痧板的一角按揉身体表面的腧穴或疼痛部位，做柔和的旋转运动。可分为平面按揉法（刮痧板与刮拭方向的夹角小于20°）和垂直按揉法两种方法	常用于对脏腑有强壮作用的穴位，以及后颈、背、腰部和全息穴区中的痛点

特殊刮痧法

其实在中医学中，还有几种特殊的"刮痧法"，不用借助于刮痧板，直接用手就可以操作出痧，因此也被称为徒手操作法。这几种特殊刮痧法对于大家经常遇到的头痛、颈椎疼等常见酸痛症非常有帮助，而且操作简单。

①挤痧法 用两手大拇指和食指相对，着力压挤出痧。此法适宜在患者的额头部施术，可以患者自己挤痧，也可以让别人帮挤痧。适应症：头痛、脑涨。一些头痛，只要用挤痧法在头额部挤出一排方块

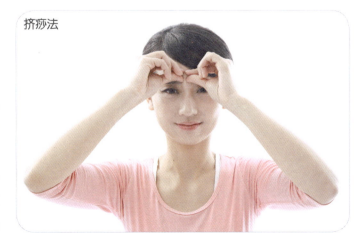

挤痧法

形的小痧斑，就可治愈。

②扯痧法 施术者用食指、中指或大拇指、食指用力扯提病人的表皮，使小血管破裂，以扯出痧点来。适应症：咽喉疼痛不舒、心胸胀闷等。

③揪痧法 施术者五指屈曲，以食指和中指的第二指节对准施术部位，揪起皮肤和肌肉至最高处，然后松开，使皮肤恢复原状。如此一揪一放，反复进行6~7次，以能听到皮肤发出"啪啪"的弹响为佳。适应症：寒痧、寒气瘀堵体内。可调和气血，宣泄痧毒。

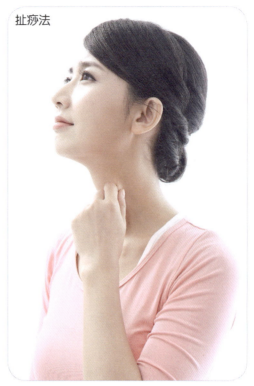

扯痧法

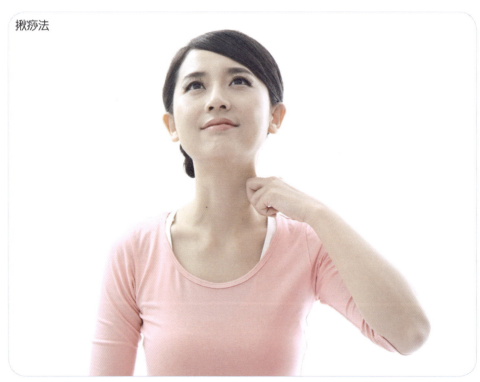

揪痧法

❈ 经典刮痧暖体方

睡前刮刮手与足 安神好眠身体暖

【刮拭部位】手指、手掌、足底。

【刮痧原理】女孩子晚上睡不好、难入睡,多半是身体不暖所致。睡前用热水洗洗手脚,刮拭手部和足部,可以起到舒筋活血、祛寒保暖的功效。身体暖和了,自然就可以安睡一夜了。

【具体做法】

1. 刮手指:用刮痧板的凹槽从指根向指尖方向刮拭,注意每个手指都刮到,直至手指发热。
2. 刮手掌:用面刮法刮拭整个手掌,至发热为止。
3. 刮足部:在足部涂上刮痧油,用刮痧板以涌泉穴为中心,以面刮法自上而下刮拭足背及足底。先左脚后右脚进行刮痧,以感到酸、麻、胀、痛的感觉为度,动作要均匀、流畅,每次刮拭15分钟左右。

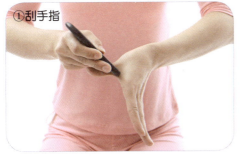

①刮手指

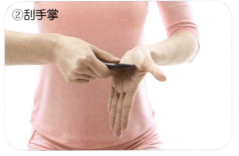

②刮手掌

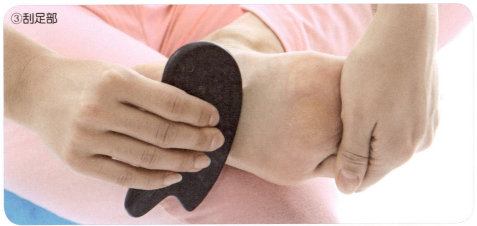

③刮足部

刮刮头颈背，颈椎舒坦又拔寒

【刮拭部位】百会、风池、风府、大椎、天柱、肩井及颈部华佗夹脊穴等。

【刮痧原理】颈椎病和肩背酸痛是办公室白领最经常遇到的病痛，多因长期低头工作或外感风寒劳损所致。周末在家，不妨刮痧头部、颈部、肩部和背部，缓解症状。

【具体做法】

1.准备工作：保持室温合适，让患者裸露颈肩和背部，以不感觉冷为宜，在刮痧部位涂上刮痧油。

2.正式刮痧：先用刮痧板的圆角点按百会、风池、风府、天柱，以患者感到酸、麻、胀、痛为度。然后从百会穴向下刮拭风府、天柱，再向两侧刮拭至风池，同时点按大椎和肩井，再由风池向下，由内向外，由大椎向肩井左右反复刮拭，最后刮至华佗夹脊穴。

3.刮痧细节：刮拭面尽量拉长，用力均匀适中。一般每穴点按10~20次（或每部位1~2分钟），以刮至出现痧斑或以患者感到疼痛为度。建议有颈肩及背部酸痛的女性每周刮1次，4次为1疗程。每疗程间休息一周。

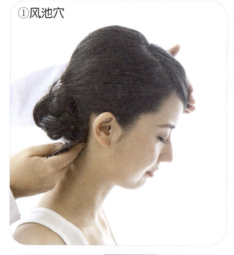

①风池穴

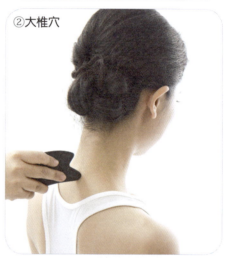

②大椎穴

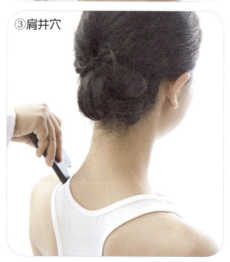

③肩井穴

拔罐除寒湿，体暖又身轻

拔罐疗法同样是华夏子孙在和病魔斗争中总结的外治疗法之一。早在原始社会，我们的祖先就利用牛角、羊角等磨成有孔的筒子，用来吸出脓血，这就是最早的拔罐疗法。汉代发明了陶质火罐，说明当时已经出现火罐治病。

拔罐疗法发展到今天，在工具、操作方式、临床应用等方面都大有改进，比如用具已经从古代的兽角、竹筒、陶罐，发展成为玻璃罐、抽气管、电动拔罐治疗仪等；在操作方式上，已由单纯的拔罐发展为走罐、闪罐、按摩拔罐等；在临床应用方面，也由最初的吸拔脓血，发展成为可以治疗内科、外科、妇科、儿科等诸多学科的上百种疾病，而且也逐渐发展成为现代人养生保健的一种疗养方式。

❀ 拔罐暖体的理论基础

拔罐疗法又称为"拔火罐""吸筒法"，是指运用各种罐体，利用燃烧、抽气等造成负压，使之吸附于有病变的穴位或病变部位，通过局部的负压和温热作用，使局部发生充血或瘀血现象，促进该处的经脉通畅、气血旺盛，从而达到拔出病气，治疗相应病痛的目的。

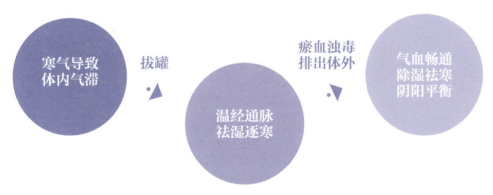

寒症，中医认为拔火罐治寒症最为直接有效。拔罐疗法具有机械刺激和温热穴位的双重效应，可以把瘀堵在体内的风寒、痰湿、瘀血等吸引出来，使邪出正复，

经络气血得以舒畅。这种良性刺激可以引起身体局部乃至全身的反应，使身体温度升高，使阳气更好地在机体内通达运行，从而调节阴阳平衡，加强人体驱除病邪的能力。

❈ **拔罐的常见方法**

在学习拔罐疗法的方法之前，我们首先需要了解一下拔罐疗法需要的工具。

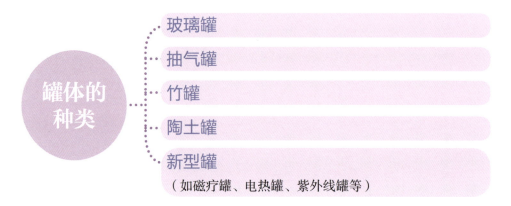

罐体的种类：玻璃罐、抽气罐、竹罐、陶土罐、新型罐（如磁疗罐、电热罐、紫外线罐等）

拔罐的操作手法

拔罐方法的种类很多，一般根据操作方法、拔罐方式分为三大类。

按排气方式分类

①**火罐法** 利用燃烧时火焰的热力，排出罐内空气形成负压，将罐吸拔在皮肤上。常用的有下面几种操作方法。

◎闪火法：单手握住罐体，罐口朝下，另一只手用止血钳或镊子夹住蘸有95%酒精的棉球，点燃后迅速伸入罐内至罐体底部并马上抽出，然后迅速将罐子扣在应拔的部位，即可吸住。本法不易造成烫伤，适合于机体大多数部位的拔罐。

◎投火法：将小纸条或酒精棉球点燃后迅速投入罐内，然后趁火旺时立即将罐扣在应拔的部位，即可吸住。这是民间常用的一种方法，但为了避免纸条或棉球掉在皮肤上造成烫伤，一般适用于身体侧面，这样罐体横置，可避免烫伤。

◎滴酒法：在罐子内壁上中段滴1~2滴酒精，再将罐子横侧翻滚一下，使酒精均匀附于罐壁上（不可接近罐口），点燃酒精后，迅速将罐子扣在选定部位，即可吸住。

②**水罐法** 利用水蒸气的热力排去罐内空气。将竹罐置水内煮沸，使用时用镊子将罐子夹出，甩去水液，迅速用毛巾擦去罐口沸水，趁热迅速按拔在皮肤上，即可

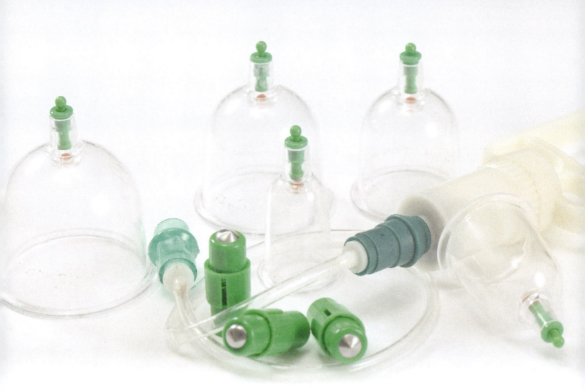

吸住。

③抽气罐法 目前最流行的就是真空抽气罐，它是利用机械抽气的原理，用真空抽气枪抽出罐内空气，使罐内产生负压来吸拔治疗部位。因为无需水与火，此法操作简单又安全，广泛用于家庭保健。

按拔罐形式分类

①单罐法 单罐独用，一般用于治疗病变范围比较局限的疾病。比如胃疼可以单拔中脘穴，头痛单拔额头，发热单拔大椎等。

②多罐法 一般用于治疗病变范围比较广泛、病变肌肉较丰满的疾病，可根据病变部位的解剖形式等情况，酌情吸拔2~3个乃至10余个。

③闪罐法 罐子吸拔在皮肤上后，立即起下，反复操作多次，至皮肤潮红为度。适用于外感风寒、肌肉萎软、中风后遗症等。

闪罐法治疗疾病，如果反复闪罐导致罐体温度过热，应换罐继续操作。

④留罐法 又称坐罐法，是罐具吸定以后在吸拔部位留置一段时间，直至皮肤潮红、充血、出瘀血或起泡为度。普通拔罐留罐时间为10~15分钟；发泡排毒留罐时间为40分钟作用。主要适用于因寒症引起的病患。

⑤走罐法 此法与刮痧的原理、作用乃至含义都接近。是指罐体被吸附在皮肤

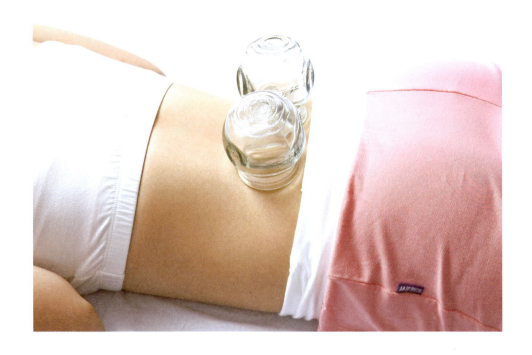

后，再反复推动、移动罐体，以扩大施术面积的拔罐方法，因此又被称为推罐法、行罐法。一般适用于面积较大、肌肉较厚且平衡的背部，常用于寒湿久痢、痛风、畏寒等症。走罐法施术前需要在罐口、施术面积涂抹润滑油（以刮痧油为佳），且选择口径较大的玻璃罐体，以免造成皮肤损伤。

综合运用分类

① 药罐法 亦称药筒法，是拔罐与药物疗法结合在一起使用的一种治疗方法。通过拔罐的操作，有利于药物的渗入和吸收，以温通经络，祛风除湿，舒筋止痛。所用的药液，可根据病情灵活改变，一般多选用性味辛温，具有活血止痛作用的中药制成，适用于风湿痛、咳嗽、感冒等症。

② 针罐法 在针刺后或针刺留针过程中吸拔。先在穴位上针刺，待施毕补泄手法后，将针留在原处，再以针刺为中心拔上火罐即可。针刺具有增强拔罐的疏通经脉气血、调节阴阳的效应。两者协同治疗，可适应于各种病症，但建议去医院由专业中医进行施术。

③ 刺血（刺络）拔罐法 在应拔部位皮肤消毒后，用三棱针、皮肤针等刺出血后加拔罐。适用于治疗一些病情较重、病位较深的疾病，同样建议去医院由专业中医进行施术。

✽ 经典拔罐暖体方

拔罐大椎与风门 颈椎舒服防感冒

【选取穴位】大椎穴、风门穴、肺俞穴。

【标准定位】见右图。

【取穴原理】对于办公室女性来讲,颈部保暖非常重要,尤其长期伏案工作和喜吹空调的女性更应注意,大椎、风门和肺俞是最容易受到寒凉侵袭的。拔这三个穴位,既可以缓解颈椎酸痛,还可预防感冒,是很实用有效的拔罐要穴。

【具体做法】用真空抽气管或火罐,分别吸拔这三个穴位,留罐10~15分钟。身体疲劳、季节变换隔2日拔罐1次,可有效缓解疲劳、预防感冒。

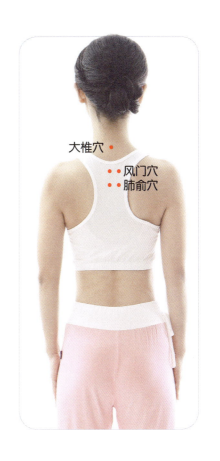

拔罐"双三" 调经又补血

【选取穴位】足三里穴、三阴交穴。

【标准定位】足三里穴位于小腿外侧,外膝眼4横指处。三阴交穴则位于足内踝尖(踝骨最高处)4横指处,见右图。

【取穴原理】足三里穴是人体的"长寿穴",拔罐足三里穴,对胃肠蠕动、内分泌、心血管功能以及免疫系统具有良性的促进作用。而三阴交穴则是女性的保健要穴,可调摄月经和调节内分泌。经常在这两个穴位进行拔罐、闪罐,是女性最简单有效的保健养生方法。

【具体做法】用真空抽气管分别吸拔足三里穴和三阴交穴,留罐10~15分钟。

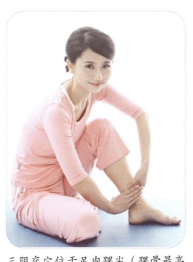

三阴交穴位于足内踝尖(踝骨最高处)上四横指处。

足浴暖体，家庭轻松DIY

足浴，又称泡足疗法，属于自然疗法中洗浴疗法的范畴。我们的先民发现洗浴不仅具有清洁卫生、消除疲劳的养生保健作用，还有解除身体某些病患的功效，进而逐步产生了用药物浸泡、熏蒸双足等部位防治疾病的想法和做法，这是足浴的起源。

魏晋名士嵇康风骨清雅，非常注重养生。他的诀窍就是每天睡觉之前，准备一盆热水，放入1小撮盐，将足部至膝盖好好泡洗一番。这不仅仅是个人卫生和祛寒，长期坚持，还有祛除风邪湿毒和脚气的功效！晚清重臣曾国藩不论多么繁忙也不忘热水泡脚。清朝慈禧太后的足浴药方中放有甘菊，太医让老佛爷通过足浴而明目除湿。先人的这些事例告诉我们：长期坚持足浴，即可养生保健，又可治愈疾病。

❀ 足浴暖体的理论基础

俗话说"百病从寒起，寒从脚下生"，南宋著名诗人陆游云"夜眠濯足而卧，四肢无冷疾"，一语道破足部与寒冷的直接联系，认为足浴可以暖四肢全体。这是为什么呢？因为足部虽小，却有三条阴经、三条阳经，还与手三阴经、手三阳经连接，为机体的气血运行形成一个完整的循环网络。人体足部还有60多个穴位，与五脏六腑有密切关系。

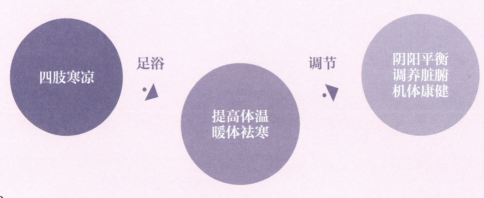

选择合适的药物，水煎后兑入温水，每天足浴15~30分钟，以身体后背或额头微汗为度。通过水的温热作用和药物的熏洗、治疗，足浴可以起到散风除湿、透达筋骨、调和五脏的作用，从而达到治病防身的目的。

❋ 足浴的常见方法

简单的足浴养生，其实就是用热水泡脚。对于大多数健康人来讲，每晚热水泡脚有利于健身养生。但是对于希望祛除体内寒气、调节阴阳平衡的女性来讲，我建议采取中药足浴方。

在我国古代或民间，用于足浴的物品不局限于药物，一些鲜花、鲜草，甚至自然界的矿石、泥沙、温泉等均可以用来浴足。因本书目的在于祛寒祛湿，因此以中药足浴为主进行介绍。

足浴盆的选择

杉木盆

杉木盆质地较轻，保温效果较好，是进行足浴的不错选择。通常，1.5毫米厚的杉木盆保温效果相对较好；26厘米高、36厘米直径的杉木盆空间比较大，用来足浴，能舒适地伸展双脚，使人得到放松。

电加热足浴盆

电加热自动控温足浴盆不仅能控温，而且具有磁疗、振动、红外等理疗功能。如果经济条件允许，建议配备这样的足浴盆。足浴前莫心急，准备工作先做。全居家足浴需留心，有备而行才能提升效果。

电磁式多功能药浴器

电磁式多功能药浴器的功能很多，集药疗、磁疗、热疗、理疗于一体，而且还能定时定温，使用起来非常方便。与传统的泡脚方式不同的是，电磁式多功能药浴器引入了电磁技术，能增强药物的渗透性，提高皮肤对药物的吸收能力；电磁式多功能药浴器的浸泡部位主要是小腿。小腿部位的皮肤角质层薄、面积大、穴位多、血管丰富，对其进行刺激，养生保健效果佳。

足浴水的讲究

首先，用什么水进行足浴。简单来讲，只要是水质清澈卫生、未被污染的水都可以作为足浴之水。在城市一般用自来水。

其次，把握足浴的水量。一般来讲，足浴水量以能淹没双足踝关节为宜。踝关节以下汇集了人体6条经络的60多个穴位，对这些穴位进行刺激，可调节脏腑功能、防病治病。当然，想更好地祛除寒气，或者想让紧绷的小腿得到放松，浸泡至小腿部位效果更佳。

再次，对水温的掌握。足浴的水温，建议控制在38~45℃。可以根据自己的感觉调节水温，以感觉轻松舒适为度。

足浴的时间和频率

足浴既能保持双足清洁，又可促进血液循环、保暖祛寒、解乏助眠、活血祛瘀等。于是有人认为，既然足浴这么好，每天多泡几次，泡的时间长些效果会更好吧？实则不然！

对于大多数健康成人来讲，每天晚上睡前1个小时足浴15~20分钟，每天1次

暖体爱心小叮咛

足浴前，您做好这些准备了吗？

1.保温瓶：足浴的时间一般建议在15~20分钟，如果选择的不是电动足浴器，而是塑料盆、木盆等无法自动加热的足浴盆，则需要准备1~2个保温瓶，用来盛放热水，以方便在足浴的过程中添加，保持水温。

2.足浴方：如果足浴方是中药配方，需要水煎后再进行足浴。如果觉得麻烦，可以根据自己的身体状况，选用生姜、海盐、醋等生活中常见的食材作为足浴配方。

3.毛巾：准备2条干净的毛巾，一条是足浴后用来擦脚的，一条是用来擦汗的。

4.袜子和棉拖：如果是冬天，建议准备好袜子和棉拖。足浴后，要及时擦干足部的水湿，然后穿上袜子和棉拖，这样能防寒保暖，避免足部受寒和预防感冒。

5.开水1杯：建议在足浴前准备1杯热开水，足浴需要花费一定的时间，足浴后热开水正好晾温，这时饮用，能及时补充足浴时因出汗而丢失的水分。

6.按摩器具：喜欢足浴时对足部进行刺激的，可以准备一些小石子，足浴时放在足浴盆里；喜欢足浴后按摩的，可以准备一些按摩器具，足浴后擦干双足，然后进行按摩。

足矣。足浴次数过多，有可能导致出汗增多，使身体水分和热量流失，导致缺水或感冒；足浴时间过长，有可能会影响到心脏、大脑的供血，出现胸闷、头晕等不适。

如果是防病治病类型的足浴，可每天进行2次，一次在上午10点左右，一次在睡觉前1个小时，每次20~30分钟。具体的次数也是因人而异，建议进行足浴前向医生咨询。

足浴的方剂选择

"热者寒之，寒者热之"是中医辨证施治的重要原则，不仅适用于内服用药，也适用于足浴养生。在进行足浴时，一定要辨证使用足浴方，千万不可盲目使用中药。

一般来说，表证需发散，宜用具有疏风发散作用的药物；虚证需补益，宜用补益效果较佳的药物；寒证需温热，宜用温辛之品；热证需寒治，宜用寒凉之品。即使是同一种疾病，致病原因不同，表现症状不同，也要区别对待。例如，风寒感冒需温中散寒，可用麻黄来发汗解表；风热感冒需清凉解表，可用金银花清热解毒。

中药足浴并不是简单地用中药水煎后再泡脚，而是要辨证选择药物。正确用药，会使足浴效果倍增；错误用药，很可能会加重疾病，引发更加严重的后果。下面介绍的足浴暖体方都是我国传统经验配方，实践证明安全有效，针对性强，大家可放心使用。

❀ 经典足浴暖体方

月经延后或量少，足浴祛寒效果好

【对症选方】艾叶50克，干姜40克，桂枝、生姜各30克，细辛10克。

【选方原理】经期延后、经量过少的女性，多是体内寒气过重，导致血瘀体内不宜排出。此时，温经活血是关键。本方可温经散寒止痛，对月经延后、量少、闭经有效。

【具体做法】将以上5味药加水煎煮30分钟，煎好后去渣取汁，倒入足浴器中，待温度适宜后泡脚。每次30分钟，每晚1次，10天为1个疗程。

排毒养颜足浴方

【对症选方】白术、当归各15克，红景天、玫瑰花各10克。

【选方原理】每个女人都希望青春永驻，但繁重的工作、家庭的琐碎、电子产品的辐射、熬夜等不良生活习惯，让很多女性出现各种皮肤问题，容颜衰老。中医认为，脾虚和肾衰是构成人体衰老的两大因素。泡足的方子加入温补脾肾的方剂，可排毒养颜，延缓衰老。

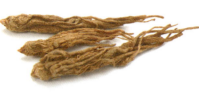

【具体做法】将以上4味药材加2000毫升水，大火煎煮30分钟，煎好后去渣取汁，待温度适宜时足浴。每日1次，每次30分钟，每日换药1剂，20天为1个疗程。

足浴七白汤 让你一白遮百丑

【对症选方】白芷、白蔹、白茯苓、白及、白芍、白僵蚕、白果仁各15克，面膜纸1张。

【选方原理】再寡淡的五官，配上白皙的皮肤，也会让人觉得清水出芙蓉，故有"一白遮百丑"一说。这里介绍的"七白汤"源于慈禧太后御用的"玉容散"，长期坚持使用，有良好的美白肌肤、延缓衰老之功效。

【具体做法】将以上7味药加2000毫升水，大火煎煮20分钟，煎好后去渣取汁。留一小碗药汁备用，其余倒入足浴器中，待温度适宜后泡脚。每日1次，每次30分钟，每日换药1剂，10天为1个疗程。小碗中的药汁晾至温热时，将面膜纸用药汁浸湿后敷脸，每日1次，每次敷20分钟，时间不宜太长，以免影响皮肤代谢。

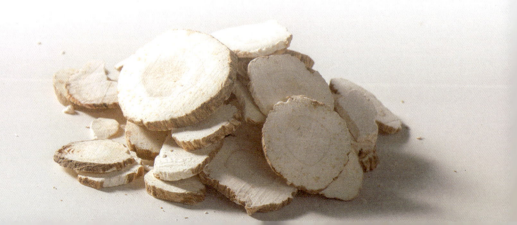

Part 6

四季饮食吃对口，让身体暖起来

中国人讲究"民以食为天"，食物可以满足我们的身体所需、味蕾之欲和心情的愉悦。在中医学中，每一种食物都有属于自己的味道、属性和归属经络，这也决定了它们对身体能起到各自不同的保健作用。一年四季，聪明的女人会选择不同的顺应季节的食材，温补阳气，祛除寒气，让身体暖起来，美丽健康自然来。

认清食物的寒热

要想吃的暖,需要知道食物的寒热属性。那么,哪些食物是热性的,适合体寒的女性多食?哪些食物又是寒性的,寒凉季节应少食呢?这就需要我们去了解食物的性味归经。

❋ 食有五性,寒凉温热平各不同

常见食物的五性分类及保健功效

食物种类	性质	常见食物
谷薯类	温热性	面粉、糯米、紫米、高粱、糙米
	寒凉性	荞麦、大麦、大米、青稞、薏米
	平 性	小米、玉米、红薯、燕麦、黑米、马铃薯、芋头、山药
肉类	温热性	猪肝、牛肚、狗肉、羊肉、鸡肉、乌鸡肉、鳝鱼、虾、泥鳅
	寒凉性	田螺、螃蟹、牡蛎、蚌肉、蛤蜊、鱿鱼、鸭肉、兔肉
	平 性	猪肉、鹅肉、鲫鱼、鲈鱼、鲤鱼、鲢鱼、甲鱼、带鱼、黄花鱼、鲫鱼
蔬菜	温热性	辣椒、韭菜、香菜、洋葱、雪里蕻
	寒凉性	白菜、空心菜、竹笋、海带、紫菜、苦瓜、西红柿、芹菜、茄子、油菜、茭白、菠菜、莴苣、花菜、莲藕、冬瓜、丝瓜、黄瓜
	平 性	胡萝卜、圆白菜、香菇、平菇、金针菇、黑木耳
水果	温热性	龙眼、荔枝、樱桃、榴莲、苹果、桃、杏、枣、荔枝、柠檬、金橘、杨梅、石榴、木瓜
	寒凉性	柿子、柚子、香蕉、桑葚、杨桃、猕猴桃、甘蔗、西瓜、香瓜、梨、草莓、芒果、枇杷
	平 性	葡萄、菠萝、李子、山楂

（续表）

食物种类	性质	常见食物
豆蛋奶	温热性	芸豆、花生、刀豆、羊奶
	寒凉性	绿豆、鸭蛋
	平性	黄豆、豌豆、黑豆、青豆、豇豆、红豆、扁豆、蚕豆、花豆、红腰豆、豆制品、鸡蛋、鹌鹑蛋、鸽蛋、酸奶
干果	温热性	核桃、栗子、杏仁、夏威夷果、松子、大枣、黑枣、开心果
	寒凉性	西瓜子、百合
	平性	花生、南瓜子、芝麻、白果、腰果、榛子、葵花子、莲子、酸枣

❋ 一学就会，食物寒热巧分辨

1 观颜色 —— 颜色偏绿，性偏寒；颜色偏红，性偏温

地球70%被水覆盖，接近地面的绿色植物自然会吸收地面的湿气，故性偏寒，比如绿豆、绿色蔬菜等都属于寒性食物。而太阳偏暖，果实吸收过多的阳光就会颜色偏红，比如辣椒、枣、石榴等都属于偏热食物。

2 品其味 —— 苦酸食物均偏寒，甜辛食材多偏热

如苦瓜、苦菜、梅子等偏寒；味甜、味辛的食品由于接受阳光照射的时间较长，所以性热，如大蒜、石榴等。

3 看生长环境 —— 水生植物偏寒，陆上植物偏热

在水里生长的藕、海带、紫菜等寒湿较多，因此为寒性食物。而生长在陆地中的食物，如花生、土豆、山药、姜等，由于长期埋在土壤中，水分较少，故而性热。

4 分季节 —— 春秋食物多性热，冬夏食物多性寒

春秋二季是比较温和的季节，故苹果、橘子等多偏热性或温性。在冬天里生长的食物，因为寒气重，故而性偏寒，如大白菜、香菇、白萝卜、冬瓜等。在夏季生长的食物，由于经常接受雨水的洗礼，因此性多寒，如西瓜、黄瓜、梨等。

5 辨阴阳属性 —— 背阴食物偏寒；向阳植物偏热

背阴朝北的食物吸收的湿气重，很少见到阳光，故而性偏寒，比如蘑菇等。而生长在空中或有向阳性的食物，比如向日葵、栗子等，由于接受光照充足，故性偏热。

体寒饮食调养法则

通过了解食物的寒热属性，我们大概明白了体寒之人应该多吃哪些食物。除了因人制宜外，还需要因时、因地制宜，比如夏季适当吃一些寒性食物，有助于消暑降火；北方人到了湿热的南方，适当多吃一些热辣食物，有助于祛除体湿。一起来了解一下寒性体质需要的暖体营养素。

❋ 寒性体质必不可少的暖体营养素

营养素	暖体原理	蛋白质含量高的食物代表
蛋白质	蛋白质是机体构成的重要物质，可调节身体机能，使女性的偏寒体质得以能量	黄豆、花生、核桃、鸡蛋、牛奶、豆浆、猪肝、鸡肉
铁元素	铁不仅是合成血红蛋白的重要原料，对于预防女性缺铁性贫血也必不可少	菠菜、牛肉、黑豆、红枣、樱桃、海带、苹果
维生素E	延缓衰老，有助于体寒女性保持良好的肌肤和精神状态	猕猴桃、玉米、卷心菜、菜花
维生素C	抗氧化功能强，帮助机体抵抗自由基的侵害，让体质偏寒的女性保持良好的身体状态	橙子、黄瓜、草莓、辣椒
膳食纤维	促进肠胃蠕动，预防便秘，从而有利于机体排出寒湿	糙米、燕麦、玉米、韭菜、芹菜、丝瓜、葡萄、茄子

❋ 体寒的饮食调养法则

女性体寒，除了外部环境导致的受凉外，饮食导致脾胃受寒是内在原因。因此，我们要在饮食上加以调整，驱除脾胃寒湿之气，慢慢滋养体内阳气，从而达到暖养的目的。

跟随体质去饮食

根据"热者寒之，寒者热之"的中医原理，寒性体质的人自然应该多吃温热性食物。因为这类食物可以温中助阳，补虚祛寒。寒性体质之人多吃牛肉、羊肉、红枣等热性食物，可以逐步改善体质寒凉表征，随之附带的贫血、虚弱等不适也会减轻。此外，也可以适当多吃一些酸性和辣味食物，酸性食物可生津补阴，有助于防止湿气在体内瘀积；辣味食物则可散寒保暖。

跟随时节去饮食

中医讲究顺应天时去养生，饮食也是亦然。其实我们的身体非常聪明，知道什么季节吃什么食物。比如寒凉的冬季，我们喜欢吃火锅、吃羊肉饺子，这都是因为火锅和羊肉都是热性食物，帮助我们祛除寒气。再比如早晨是一天的开端，人体的生理功能刚开始旺盛，因此也应吃热食，而不能吃寒凉食物来冰镇它；晚上少吃冷食或喝冷饮，因为多吃会让我们的肠胃寒凉，不好入睡，或者寒气入体，易在第二天引起腰酸背痛等问题。

水果要吃温性的

水果富含维生素C，口感鲜美，是女孩子们的最爱，但我建议女孩子尽量吃温性的水果，比如荔枝、樱桃、李子等，尽量避免大量食用寒性水果，以免引起体寒。

零食换成小坚果

只要会"吃"，零食也会成为助阳保暖的小秘诀。把糖果、巧克力、蛋糕换成核桃仁、杏仁、开心果、栗子，甚至瓜子也行。坚果都是植物的种子，产热量高，能增加机体热量，保暖御寒。而且坚果中含有的脂肪酸主要是不饱和脂肪酸，还可以降低胆固醇、防治动脉硬化和高血压。

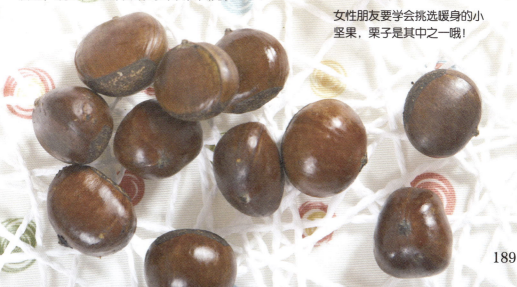

女性朋友要学会挑选暖身的小坚果，栗子是其中之一哦！

春季需升阳，温润祛寒是关键

一年之计在于春。春季天气乍暖还寒，春风中还夹杂着寒气，故有"倒春寒"一说。老辈人讲究"春捂秋冻"是有一定科学道理的，意思是说春天的时候不要急于脱去棉衣，以免受寒。在饮食上，选用温润祛寒的食物很重要。

❀ 辛味食物助春阳

从中医学角度来讲，春季是自然界和人体阳气刚刚生发的季节，主条达舒畅，充满生机。因此，春天养生应升举阳气，调畅气机。适当多吃辛味食物有助于初阳之升发。比如韭菜、大葱、生姜、洋葱、蒜苗等都是养春气的食物。

俗话说："一月葱，二月韭。"唐朝的《千金方》里也有一句话叫做"二三月易食韭"，可见春季是吃韭菜的好时节。春天的韭菜不仅最新鲜、营养价值最高，还可增强脾胃之气和益肝的功效。韭菜又名起阳草，春补肾阳少不了。推荐韭

几种适合春季食用的辛味食物

韭菜	大蒜	白萝卜	洋葱
	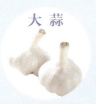		
《本草纲目》记载，韭菜性辛、温，有健胃、温暖之功效，常用于补肾阳虚，精关不固等。春天是食韭的好时令，可暖胃助阳。	大蒜性温、辛，"生者辛热，熟者甘温，除寒湿"。春吃大蒜，既可温中健胃，消食理气，又可御寒取暖，除湿解毒。	春季是风寒感冒、咳嗽的多发季节，人们怕冷、怕风、咳嗽有痰。白萝卜有散寒止咳的功效，还可以预防感冒。	洋葱含有的二烯丙基二硫物及少量硫氨基酸，有促使血凝块溶解的作用。非常适合初春食用。

菜炒鸡蛋或韭菜炒虾仁，都是既营养又养生的春季食谱，对人体春季阳气升发颇有裨益。

韭菜炒鸡蛋

原料　鸡蛋2个，韭菜50克，油、盐各适量。

做法　1.鸡蛋打散，加入适量盐搅拌均匀；韭菜洗净，切成均匀的段。
2.起油锅，倒入蛋液，结块成熟后，盛出备用。
3.另起油锅，放入韭菜段，适量翻炒后加入炒好的鸡蛋块，再加入少许盐，翻炒几下，出锅即成。

韭菜炒虾仁

原料　韭菜250克，虾肉50克，油、盐各适量。

做法　1.韭菜摘洗干净，切段；虾肉用水泡软，洗净。
2.油锅烧热，放入韭菜和虾肉同炒，炒熟后加盐调味即可。

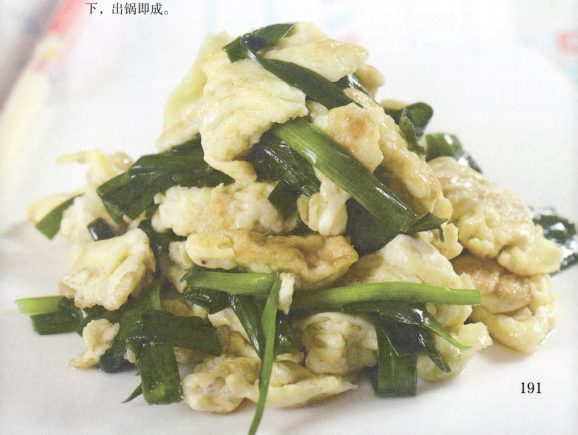

❋ 多甜少酸防肝旺

春季是肝脏当令之时，除了宜多食辛甘食品、忌食生冷之物以免伤害脾胃外，还要防止"肝旺伤脾"。因此，春季还应多甜少酸，因为甜入肝、酸入脾，如果食酸过多可引起胃酸分泌障碍，影响消化功能。

在甘味食物中，我首推山药和红薯，这两种食材都有暖体和增强机体免疫力的功效。

红薯山药糙米粥

原料 红薯100克，鲜山药80克，糙米150克。

做法
1. 糙米洗净后用清水浸泡约30分钟。
2. 鲜山药、红薯洗净，去皮，切块，备用。
3. 糙米中加入适量水，煮至沸腾，转小火煮约30分钟。
4. 加入红薯，继续煮15分钟。
5. 最后加入山药，煮5分钟至熟烂即可。

功效 红薯可补气养血，而且味道甜甜的，非常适合女性食用。

甜豌豆山药丁

原料 甜豌豆、鲜马蹄各100克，山药200克，橄榄油20克，海盐5克。

做法
1. 鲜马蹄、山药去皮，切丁，洗净控干水分，待用。
2. 锅内放入橄榄油，油热依次加入甜豌豆、马蹄丁、山药丁翻炒，炒出香味，加入海盐即成。

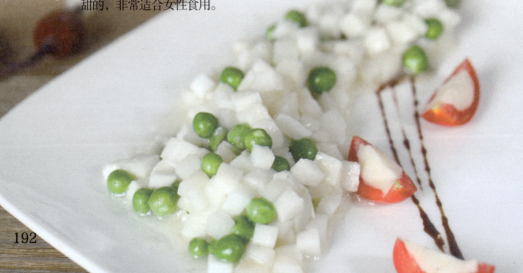

❋ 萝卜理气又助阳

民间有初春吃白萝卜的习俗，因为春季是阳气生发的季节，宜多食辛甘发散的食物。萝卜正是立春时节的最佳保健品，爆炒和煮汤都适宜。

五彩萝卜条

原料 白萝卜、鲜茶树菇各100克，青红椒、美人椒、橄榄菜（瓶装的超市有售）各50克，姜片10克。橄榄油20克，海盐8克，花椒3克，干辣椒3克。

做法 1.鲜茶树菇洗净，去根切段；白萝卜洗净，切成厚片；青红椒洗净，切成条；美人椒洗净，切段。
2.锅内放入橄榄油，依次放入花椒、姜片、干辣椒、茶树菇、白萝卜，炒香后加入橄榄菜和美人椒，翻炒均匀，炒出香味后加入海盐、青红椒即可。

玫瑰萝卜汤

原料 白萝卜、胡萝卜、青萝卜各100克，玫瑰花10克，盐少许。

做法 将以上3种萝卜分别洗净，切成小块，一起放入锅中，加入适量清水，煮至半熟时，放入玫瑰花，继续煮至熟，加盐调味即可。

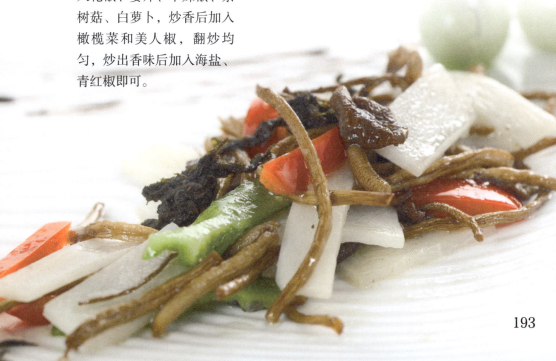

夏季护阳养脾气，化湿需健脾

很多人认为，夏季解热消暑是关键，哪还用防寒？然而，试想一下我们的夏季：是不是几乎从早到晚都躲在空调屋，天天西瓜做伴，冷饮凉食不离口？为什么很多女孩子夏天也感冒咳嗽，不断发生胃疼、腹泻等症？这是因为空调、冷饮让寒气在夏天也无处不在，侵袭我们的卫表之阳，进而让我们的阳气受损。

在当前生活环境下，夏天虽是人体阳气最旺的季节，也是最容易受损的时节。因此，夏季饮食仍宜扶阳。有经验的中医，有时候给夏天的病开热药而不是凉药，就是这个道理。

❁ 夏季水湿多，饮食养生宜健脾利湿

夏季是人体出汗最多的季节，大家整个夏季都喜欢喝水、喝冷饮、吃水分多的水果等，再加上夏季雨水较多，人体内很容易聚集水湿之气。若夏天总感觉全身乏力、没有食欲、舌苔厚腻、腹泻水肿等，就是湿气过重的原因。因此，夏季祛湿很

夏季宜多食的几种健脾利湿食物

山药

味甘，性平，归脾、肺、肾经，有益气补阴、补肺脾肾的功效。

冬瓜

利水消肿、清热解渴是冬瓜最显著的功效，通过利尿，冬瓜有助于人体将多余的水湿之气排出体外。

红豆

味甘，性平，归心、脾、肾、小肠经。有利水除湿、解毒排脓的功效。

薏苡仁

薏苡仁也称为薏米，其健脾利湿功效好。

关键。

夏季防寒湿，除了避免空调温度过低外，饮食上也要以清淡为主，注意不能过食生冷食物，避免成为湿邪入体的"帮凶"。

虾米炒冬瓜

原料 虾米10克，冬瓜500克，葱半根，大蒜6瓣，盐、料酒、香油各适量。

做法 1.虾米洗净，用温水泡发，备用。
2.冬瓜去皮后，切成厚片，葱切葱花，蒜切末。
3.锅中放油，倒入蒜末爆香，加入冬瓜，翻炒。
4.翻炒一会儿，倒入虾米以及泡虾米的水以及料酒，稍煮一会儿后，加入适量的盐和葱花，淋入香油即成。

红豆陈皮汤

原料 红豆200克、陈皮5克，盐少许。

做法 1.先把红豆浸泡半个小时，加入煮滚的500毫升水中，煮30分钟左右，红豆煮熟后熄火。
2.用热水把陈皮浸软，待红豆煮熟熄火后，就把陈皮放入红豆汤中，上盖闷10分钟，之后加上一点盐就可以了。

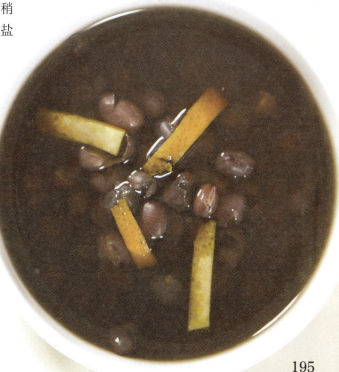

❄ 寒凉之食伤脾胃，莲藕南瓜保平安

夏季容易拉肚子、上火、口腔溃疡，多因过多食用寒凉食物伤了脾胃，或者脾胃受损导致肝火上炎。我的建议是多吃莲藕南瓜。

莲藕一直是我推荐女性多食的食物。口感清脆爽口的莲藕，《本草纲目》称之为"灵根"，生吃可清热生津、凉血止血，熟食可健脾养胃、补气养血。莲藕的滋补功效上佳，女性常吃莲藕，有改善肤色暗沉、体热长痘痘的功效。

桃花藕

原料 藕400克，紫甘蓝3片，白醋、蜂蜜各2小匙。

做法
1. 紫甘蓝洗净，放入料理机，加入凉开水打碎，用筛子过滤成汁。
2. 在紫色的汁液中加入适量白醋，使汁液变成桃红色。
3. 把藕去皮、切片，放在开水锅里煮熟，捞出后过凉水。
4. 将藕片放到桃红色的汁液中，加入蜂蜜调味，浸泡2小时即可。

南瓜小米粥

原料 南瓜200克，小米50克，红糖适量。

做法
1. 将南瓜去皮切块，用清水洗净，小米洗净，一起倒入锅内。
2. 大火煮开后改小火，煮至小米和南瓜都软烂，即可。
3. 最后加入红糖，搅拌均匀即可食用。

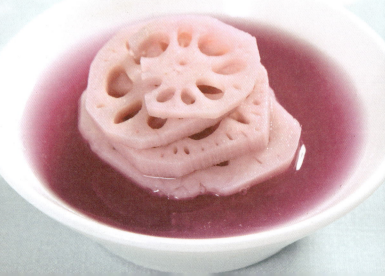

❀ 省苦增辛养肺气

很多人认为夏季心气当令，苦入心，因此宜多吃苦瓜，不过唐代"药王"孙思邈则曰："夏七十二日，宜省苦增辛，以养肺气。"也就是说，夏季补养肺气的话，则要少吃一点苦味食物，多吃些辛味食物。缘何？在中医的五行理论中，心属火，脾属土，肺属金。心主夏属火，而火克金，即心旺可伤及肺，影响肺气功能。肺乃人体生气之源，五脏之华盖，肺气之旺衰，关乎于生命之长短，只有肺气旺盛，才能延年益寿。因此，为补养肺气夏季应多吃生姜、豆浆、豆皮、豆腐、大豆、白萝卜、胡萝卜、葱、蒜、油菜、香菜等。

姜丝鱼汤

原料 鲫鱼1条，姜丝和米酒各适量。

做法
1. 鲫鱼洗净，切成块。
2. 油锅烧热，放入鱼块煎至发白后加米酒，米酒的量要没过鱼身，然后撒上姜丝。
3. 大火烧15分钟，煮至鱼汤变浓变白即成。

胡萝卜冬瓜丁

原料 冬瓜、胡萝卜各100克，草菇、鲜豌豆各50克，姜片、花椒油各5克，海盐8克，橄榄油15克，干辣椒3克。

做法
1. 冬瓜、胡萝卜分别去皮切丁，草菇去根，一切为二，锅内加开水，放入胡萝卜、鲜豌豆、冬瓜、草菇，重新开锅后捞出，沥干水分，待用。
2. 平底锅放入橄榄油，炒香姜片、干辣椒后，倒入所有食材，翻炒出香味，加入海盐、花椒油，装盘即可。

秋季润脾肺，抵御寒邪

随着秋季的来临，气候由热转寒，早晚温差变大，万物随着寒气增长而逐渐萧条。中医认为，秋季是阳气渐收、阴气渐长的季节。根据中医顺时养生的理念，秋季饮食养生宜食收敛之物，以保人体之阳气。

秋季气候干燥，人体容易感受燥热病邪而发病。燥邪为病，有外燥、内燥之分。外燥由感受外界燥邪而引起的，多从口鼻而入，其病常从肺部开始。内燥多由汗下太过或精血内夺，以致机体阴津亏虚所致。反应在病症上，就是我们会咽干口渴、口鼻干燥或大便秘结等，进而肺燥阴伤，证见干咳少痰，或胶痰难咯。宜多食新鲜的蔬菜、水果，比如菜心、莲藕雪梨、银耳、芭蕉等。勿过食辛辣燥热食品，如胡椒、辣椒、油炸食品等。

秋季宜多食的几种健脾利湿食物

莲藕

"荷莲一身宝，秋藕最补人"。秋令时节是鲜藕应市之时，吃藕可养阴清热、润燥止渴、清心安神。莲藕性温，有收缩血管的功能，多食补肺养血。

花生

花生性平，入脾、肺经。可以醒脾和胃、润肺化痰、滋养调气、清咽止咳。主治营养不良。

百合

百合性平味甘，能补中益气，养阴润肺，止咳平喘。秋季吃百合，润肺效果最佳。

梨

梨鲜嫩多汁，含85%的水分，酸甜可口，含有丰富的维生素和钙磷铁碘等微量元素。

梨生津润肺，缓解秋燥。鸭梨、香梨和贡梨寒性程度差不多，皮粗的沙梨和进口的啤梨，寒性更大些。

❋ 养阴润肺防秋燥

燥是秋季的主气，肺很容易被燥所伤，出现干咳、咽喉疼等症状。在饮食上应养阴润肺，生津止渴。莲藕、蜂蜜、梨等都是含水量较多的甘润食物，可以作为秋季进补的主要食材。

莲藕糯米

原料 莲藕500克，糯米240克，冰糖300克，红曲米15克，糖桂花适量。

做法 1.莲藕洗净，去皮；糯米洗净，放入水中浸泡30分钟，滤干水分，待用。
2.去皮莲藕的一头直刀切下，将糯米灌入藕孔中，然后重新盖好藕口，并用牙签钉紧。
3.锅中烧开水，依次放入冰糖、红曲米和灌完糯米的莲藕，重新开锅后，改为小火，续煮50分钟左右，莲藕熟透关火。
4.取出莲藕，切块，浇上糖桂花即可。

银耳百合莲子羹

原料 莲子、银耳各50克，百合20克，冰糖适量。

做法 1.将莲子、银耳和百合用冷水泡发洗净。银耳去掉黄色硬的部分，然后撕成小朵；莲子去心；百合洗净，去掉黑色部分。
2.将所有材料放入砂锅或者电压力锅中，加入适量水和冰糖，大约炖煮40分钟即成。

❋ 少辛多酸，合理进补

少吃一些辛味的食物。肺属金，通气于秋，肺气盛于秋。少吃辛味，可有效防止肺气太盛。可多食芝麻、糯米、蜂蜜、萝卜、梨、百合、莲子、香蕉、杏仁等，能益气滋阴、润肺化痰。少吃葱、姜、蒜、韭菜、辣椒等辛辣食物。

菠萝猴头菇

原料 鲜猴头菇300克，鲜菠萝块100克，番茄沙司100克，白糖、白醋、油各适量。

做法 1.鲜猴头菇过水，沥干水分，裹上少许干面粉，放入七成热的油中，炸至表皮酥脆，待用。
2.锅中留少许底油，放入番茄沙司、白糖、白醋，待酱汁黏稠后，倒入炸好的猴头菇和鲜菠萝块出锅即可。

阿胶糯米粥

原料 阿胶30克，糯米100克，红糖15克。

做法 1.将阿胶捣碎成粒；糯米清洗干净。
2.将糯米放入锅中，加适量清水，煮成粥。加入阿胶粒，边煮边搅匀，加红糖，至红糖完全融化即可。

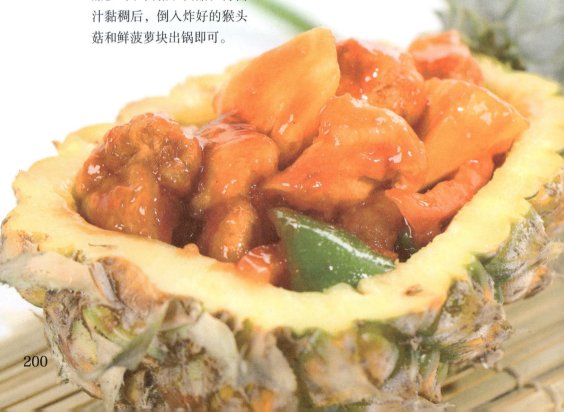

❋ 养血补中气

女人多贫血，对于气血亏损、平时怕冷的女性，秋冬季节是最好的进补时间段。相对于寒冷的冬季，秋季是丰收的季节，很多食材都刚收获，比如红枣、栗子、雪梨、柿子等，是一个非常好的提气补血的时间段。下面介绍两款适宜秋季提气补血的食谱。

栗子红枣小米粥

原料 栗子200克，红枣50克，小米100克。

做法
1. 栗子去皮，洗净；红枣用温水泡发，洗净；小米淘洗一遍。
2. 将栗子、红枣、小米一起放入砂锅中，大火煮开后转小火煲1小时即成。

功效 滋补肝肾，健脾补血又养阴，最适合平时怕冷、气血亏损的女性秋季服用。

红酒雪梨

原料 红酒300克，雪梨1个，鲜柠檬2片，冰糖、鲜粽叶各适量。

做法
1. 雪梨洗净，去皮，放入锅中，加鲜柠檬片、红酒、冰糖和少许水，大火烧开，改小火煲25分钟左右，出锅。
2. 去掉梨核，横刀切成一片片，层叠于碗碟中，下用鲜粽叶铺底。

冬季温阳又散寒

中医认为,女为阴体,易受寒湿。而冬季气候寒冷,人体的阳气收敛,潜藏于内。此时,如果女性不注意防寒保暖,调养身体,潜藏的阳气外泄,寒邪就会入侵,引起一系列疾病。因此,女性朋友冬季要注意御寒保暖、养护阳气。

❋ 冬季应温阳养肾

冬季气候寒冷,阳气潜藏,阴气最盛,在五行中属水,与人体的肾脏对应,所以中医有"寒气通于肾"之说。寒为阴邪,最容易损伤阳气,尤其是肾阳。因此,冬季养生应做到"无扰乎阳",也就是不要损害人体的阳气,要"养肾防寒",这也是冬季养生的根本原则。多吃温性食物、热量较高的食物,以及一些具有滋阴补肾作用的食物,对保护阳气最为适宜。

冬季宜多食的几种祛寒进补食物

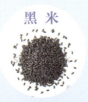

黑米

南瓜

红薯

山药

黑米性味甘平,归脾胃经,有滋阴补肾、健脾暖胃的作用,因其滋补的效果好,又名"补血米""长寿米",最适宜冬季肾虚、贫血、胃寒的女士们食用。

南瓜是温性食物,归脾胃经,可以补中益气;气血充足了,人体抗寒能力就强了。

《本草纲目》中说,红薯能"补虚乏、益气力、暖脾胃、强肾阴";红薯中淀粉含量高,可为人体提供充足的热量,抵抗冬日的寒冷。

山药是药食两用的佳品,能同时补益脾、肺、肾三脏,起到强身健体、增强抵抗力的作用。

❋ 温食忌冷硬才能安然过冬

冬季，人的脾胃功能比较旺盛，消化吸收能力强，所以，冬季是最适宜进补的季节。那怎么补呢？大家掌握五个字即可——温食忌冷硬。冷、硬就是指黏硬、生冷的食物，这些食物多属阴，冬季吃了容易损伤脾胃和人体的阳气。而过热的食物容易损伤消化道黏膜，进入肠胃后，又容易引起体内积热而致病。所以，冬季饮食宜温热松软，菜肴可选择羊肉、牛肉、鸡肉等温补性食材；饮品可选择温热的水、奶、茶等。

另外，推荐女性朋友们在寒冷的冬季吃一些温补性的药膳，如用海参、人参、当归、生姜等煮粥、煲汤等，可以调补气血，滋补肝肾，提高身体的耐寒能力和免疫功能。

海参青菜粥

原料 大米100克，干海参3个，油菜段50克，胡萝卜丁30克，姜丝适量。盐、胡椒粉各适量，香油1小匙。

做法
1. 干海参泡发洗净，切小块；大米洗净。
2. 锅内加适量水，放入大米煮粥，煮至黏稠时加入胡萝卜丁继续煮。
3. 煮约10分钟，加入海参、姜丝和盐，继续煮5分钟。
4. 加入油菜段煮2分钟，放入胡椒粉和香油调味即可。

生姜红枣粥

原料 鲜生姜5~10克，红枣5枚，大米100克。

做法
1. 生姜洗净、切片，红枣洗净后掰开，大米淘洗干净。
2. 将三者一起放入锅中，加入适量清水，熬成稠粥即可。

❀ 增苦少咸，养心阳

冬季为肾经旺盛之时，肾主咸，心主苦。从中医五行来说，咸胜苦，肾水克心火。如果过多吃咸味食物，就会使本来就偏亢的肾水更亢，从而使心阳的力量减弱，影响人体健康。所以，冬季饮食应多吃些苦味的食物，如苦瓜、芹菜、莴笋、百合、猪肝、羊肝、茶等，以助心阳；少吃些咸味的食物，如紫菜、海带、虾皮、鸭肉及各种腌制品等，以抑制过亢的肾水。

芹菜炒百合

原料 芹菜200克，鲜百合3个，红彩椒1个，生姜3片，盐少许。

做法 1.芹菜洗净，斜刀切段；百合洗净，掰成小瓣；红彩椒洗净，切片；生姜洗净，切片。
2.油锅烧热，爆香姜片，放入芹菜翻炒至断生，再放入红彩椒、百合，翻炒至熟，加盐调味即可。

莴笋猪肉粥

原料 莴笋300克，猪肉、大米各50克。盐、酱油、香油各少许。

做法 1.莴笋去皮，用清水洗净，切成细丝；大米淘洗干净。
2.猪肉洗净，切成末，放入碗内，加入少许酱油、盐腌10~15分钟，备用。
3.锅内加适量清水，放入大米煮沸，加入莴笋丝、猪肉末，改小火煮至米烂汁黏时，放入盐、香油，搅匀，稍煮片刻即可。